SCIENCE

岩波科学ライブラリー 184

医学と仮説

原因と結果の科学を考える

津田敏秀

岩波書店

はじめに

私の専門は疫学である。疫学という、医学における因果関係を究明する方法論を用いて、環境問題を中心に様々な医学的因果関係を明らかにする研究を行ったり文献を読んだりしている。その関係で、病気が急に多発してくる「疾患のアウトブレイク」という事態に対する対策にも研究時間を割いている。特に疾患のアウトブレイクで頻度が高い食中毒事件における早期の原因究明と対策について、全国の自治体職員を対象とした食中毒疫学研修会を開いたり、食中毒の疫学に関する教科書の編纂に参加したりして、力を注いできた。

日本では、食中毒事件や公害事件など疾患のアウトブレイク時の対策の遅れが繰り返されている。私のような立場としては、その要因を徹底的に点検して無くしてゆく必要がある。まず、専門家であるはずの医学者の非科学的言動をチェックし、『医学者は公害事件で何をしてきたのか』(岩波書店)としてお示しした。しかし、食中毒事件での問題や公害事件での問題などを検討していくうちに、医学者たちの非科学的言動による混乱以外にも、いくつかの重大な問題を指摘すべきではないかと思い始めた。本書で、「医学者」と呼ばずに「医学研究者」と用いていることにご留意いただきたい。その中で最も重要で根源的と思われるのが、本書で論じた科学的因果関係の究明の問題である。以前から気づいてはいたが、日本では科学的な政策判断を行う中央の官僚だけでなく、医学研究者が科学の基本的概念について考えたこともなさそうなのである。

そもそも、科学や因果関係に関して、医学を含む日本の自然科学研究者は、ほとんどトレーニングを受けず、科学哲学に触れたこともないようである。「科学哲学って何のためにあるの」と公言した生物学者もいた。このように科学の基礎としての科学哲学を知らないどころか、さらに科学に関して誤った概念を持っているのではないかとさえ思えてきたのである。

科学研究や、そのような科学研究の成果を文章にした科学論文においては、仮説とその仮説を検証できる観察データが必要不可欠である。観察と並び、仮説、とりわけ検証可能で厳密な仮説を設定することの科学研究における重要さは、強調してしすぎることはない。この仮説の設定が曖昧なこと、および観察データで検証するという認識の欠如という基本的な誤りが、事件の無用な拡大や対策の遅れをもたらすのではないかと思えてきたのである。

本書では問題の所在を明らかにするために、大きく判断が食い違った(食い違いが大きすぎて本来とは全く逆ともいえる考え方をしてしまった)事例として、まずピロリ菌と胃がんの因果関係に関する十数年前の話題を紹介する。それに続いて、このような食い違いが生じてきた起源を、日本での医学における因果関係の考え方や科学の考え方へとたどっていく。このようにたどった後に、同じような食い違いが生じ社会で実際に起こった大惨事を検証する。すると、似たような問題が多数あることが分かる。

これは科学哲学の問題とも言えるが、本書では、クーンのパラダイム論、ポパーの反証主義、ラカトシュの科学的研究プログラム、あるいはその他の科学哲学の問題よりも、もっと基本的な問題を話題にしたい。その上で、基本的な事項を整理し、今後、医学研究や仮説を整理する上で非常に役に立つであろうテクニックを提供する。哲学の考え方は哲学研究者の助言ももらいながら、できるだけ高校社会科「倫理」での知識に基づくように心がけた。本書が、科学研究や医学研究が、世の中でより生かされるお役に立てば幸いである。

読者の皆さんは、「科学って何?」、「因果関係って何?」と聞かれて答えられるだろうか? もし答えられないのであれば、本書を読んでいただく価値はあると思う。

目 次

4 科学と哲学 因果はなぜ見えないか

1 科学の証明

因果は医者にも見えないので間違える

アリストテレスが述べていたように、われわれの世界を知覚する仕方が行動のあり方の大部分を決定し、また情報はわれわれの世界観において決定的な役割を演じる。1

約五〇〇〇人を対象とした発がん研究

ヘリコバクター・ピロリは、それを発見し研究した研究者がノーベル賞を受賞して話題になった。一九九四年に人間に胃がんを発生させる細菌として分類される前でも、すでに胃潰瘍、十二指腸潰瘍、萎縮性胃炎などを引き起こすとして日本国内でも十分に知られてきていた。ヘリコバクター・ピロリを除菌すると、胃や十二指腸などの消化器の潰瘍は再発が劇的に抑えられた。

そんな中、医師や医療従事者向けの雑誌である『メディカル朝日』の一九九六年七月号に「因果関係の立証へ大規模な介入研究——胃癌とピロリ菌、斉藤大三国立がんセンター中央病院臨床検査部医長に聞く」という見出しでインタビュー記事が掲載された。記事は、以下のようなリードで始まっている。

胃癌とヘリコバクター・ピロリ(*Helicobacter pylori*)は本当に関連しているのか——疫学的研究の積み重ねで関連は否定できないと考えられているが、直接的証明がなく、もうひとつ説得力に欠ける面は否定しきれない。このための大規模な介入研究「*Helicobacter pylori* 感染の早期発見とその除菌による胃がんの予防に関する研究」がスタートした。約五〇〇〇人を追跡調査し、最終結論が出るのは約一〇年後という息の長い研究だ。[2](傍点、著者)

つまり、ヘリコバクター・ピロリ(以下：ピロリ菌)への感染が胃がんを引き起こすかもしれないので、ピロリ菌の感染者約五〇〇〇人を対象とした約一〇年がかりの追跡研究を国立がんセンターが中心となって始めることが解説されている。この研究は、まずピロリ菌感染者のうち半分はピロリ菌を除菌してがんの発生動向を追跡し、残りの半分はピロリ菌の除菌を行わずにそのまま追跡するというものだ。誰を除菌して誰を除菌しないのかをどのように決めるかについて詳しくは書いていないが、おそらく患者毎に乱数表でも使ってランダムに(しばしば、それぞれ二分の一ぐらいの確率で)、それぞれに振り分けるのだろう。そうでないと「介入」とは通常言わない。

これに続くインタビューにおいては、「予備研究を実施した札幌医科大学検査診断部や私たちの病院など九施設を核にして、一五〇〜二〇〇施設以上の協力が必要になります」と述べられている。大変な規模の研究である。お金がかかり、しかもたくさんの対象者と医療従事者・医療機関の協力を要する研究である。研究は「がん克服新一〇ヶ年戦略研究事業」として、九四年からすでにスタートしていたらしい。研究予算も相当なものだったと思う。

このように大規模な実験的研究に至った理由として、このインタビュー記事では主に次の二点が掲げられている。一つめは一九九四年の九月、米国ヒューストンでの国際会議において、ピロリ菌が人への発がん物質として分類されたことである。これはきっかけとも言える。そして二つめの理由は、国立がんセンターで観察研究を行い発がん性がやや認められたものの、諸外国での研究結果ほどはっきりした結果ではなかったので、介入研究で確かめてみたいという理由である。

二番目の理由の説明は別の機会にして、一つめの理由は、人間の発がん物質を私たち人間がどのようにして知るかという大きな問題と関係している。従って、まずはこの作業を行っている国際がん研究機関ＩＡＲＣの紹介を行う。ＩＡＲＣの理屈は難しくなく実に単純である。また、ＩＡＲＣから得られる情報は豊富で、読者の皆さんにとっても様々な意味で価値が大きいと思われる。

国際がん研究機関ーＡＲＣ

ＩＡＲＣは、ある物質あるいは幾つかの物質の混合物が人間に対して発がん性があるかどうかを五段階に分類している。分類の理由と結果は、物質毎、あるいは幾つかの物質をまとめて、ＩＡＲＣモノグラフとして発表されている。モノグラフは分厚い報告書で、ある物質の発がん性に関連する発行時点までの英文論文は、ほとんど全部網羅されていると考えてよい。皆さんもある物質の発がん性が問題となったときは、とりあえずＩＡＲＣモノグラフを探されることをお勧めする。参考文献を含め膨大な情報が、インターネットにアクセスするだけで手に入ることになる。

現在、過去に出たモノグラフのうちＰＤＦファイルとなっている一九九〇年以降のものは、ＩＡＲＣのホームページ(http://www.iarc.fr/)から入っていけば、無料で全文の閲覧や入手が可能である(http://monographs.iarc.fr/ENG/Monographs/PDFs/index.php)。

ＩＡＲＣモノグラフでは、発がん性の証拠の程度に関して、ピロリ菌は人では証拠が十分、動物では証拠が不十分と記載され、人への発がん性に関する総合評価は「１」である。つまり、人間に対する発がん要因としては五段階のうちの最高レベルであると結論づけられている。人と動物での、それぞれの発がん性の証拠の程度と、人への発がん性に関する五段階の総合評価が、どのように対応しているかという大まかな目安を表１に示した。動物実験の証

表1　人と動物での証拠のレベルとグループ分けの関係を示す目安

人間での証拠＼動物での証拠	sufficient（十分）	limited（限定的）	inadequate（不十分）	lack（ない）
sufficient	グループ1	グループ1	グループ1	グループ1
limited	グループ2A	グループ2B	グループ2B	グループ2B
inadequate	グループ2B	グループ3	グループ3	グループ3
lack	グループ2B	グループ4	グループ4	グループ4

注：最近のモノグラフでの前書きによるとグループ分けの意味は下記の通りである．IARCは，2Aのprobableと2Bのpossibleには定量的な意味はないと述べている．ただprobableの方がpossibleより大きいという相互関係は認めている．

グループ1：The agent is carcinogenic to humans.（その物質は人における発がん性がある．）

グループ2A：The agent is probably carcinogenic to humans.（その物質はたぶん人における発がん性がある．）

グループ2B：The agent is possibly carcinogenic to humans.（その物質は人における発がん性がある可能性がある．）

グループ3：The agent is not classifiable as to its carcinogenicity to humans.（その物質は人における発がん性があると分類できない．）

グループ4：The agent is probably not carcinogenic to humans.（その物質はたぶん人における発がん性はない．）

拠がどのレベルであろうと、人間での発がん性の証拠が十分であれば、グループ1、すなわち「人における発がん物質」として分類されるのが分かる。

以上をまとめるとピロリ菌の発がん性は、動物での証拠は全くないが、人間での発がん性の証拠が十分にあるので、総合評価が1となったようである。単純な構造だ。

問題は、人間での発がん性の証拠が具体的には何であるのかということと、どうなればそれらがそれぞれ十分な証拠となるのかということである。ここでは前者の問題と関連する動物実験と人間での研究の話題、および実験と観察の話題に関し説明する。後者の「どうなれば十分な証拠となるのか」につ

表2　動物実験，人間での研究，および，実験研究と観察研究

その他の研究	動物の研究	人間の研究(疫学)	
実験	実験	実験	観察
例えば，有害物質などに曝露させた細菌の染色体変化を見るエイムズ法，あるいは，遺伝子レベルの研究．	実験動物をランダムに2つ以上のグループに振り分け，片方に毒物を混ぜた餌を与え，もう片方に通常の餌を与える．	治験もしくは臨床試験．もしくはランダム化臨床試験，あるいは介入研究．薬など，投与のメリットがあると考えられるものの一連の試験の一部．	コホート研究・症例対照研究・横断研究・地域相関研究・時間相関研究などがあり，単なる症例研究もこれに入れることが多い．

いては、ここでは説明しない。個々の研究の妥当性と複数の研究から得られる結論というやや専門的な話(論文の批判的吟味と呼ばれるような大学院で行う話)に関わるからだ。

さて、前者の話に戻ろう。この人間と動物における証拠提示の方法を、おおざっぱに整理したのが表2である。因果関係を追求する方法論は大きく二つに分けられる。ラットなどの実験動物からデータを得て行う研究と、人間のデータを使って行う研究とである。動物は実験のみだが、人間のデータは実験の場合と観察の場合の両方に分けられることを覚えておいていただきたい(表2)。これは人間を実験の対象には原則できないという倫理的な問題と、人間の寿命が実験動物よりもずっと長いので待っていられないという問題の両方の理由によると思われる。

人間での因果関係に関する研究は、一般に疫学研究と呼ばれ、臨床治療などの場合は臨床研究とも呼ばれる。因果関係の推論の思考法に従って、多くの研究方法(研究デザインとも言う)が考えられているが、実験(介入)研究と観察研究に大き

く二分できる。人間での実験は、臨床試験や治験のことで、ランダム化臨床試験（RCT、注参照）、あるいは介入研究（個々人への介入と地域やグループ全体への介入があり、ここでは前者）とも呼ばれる。そして、実験研究に対比される言葉として観察研究という言葉がある。観察研究としては、コホート研究（対象者を追跡するタイプの観察研究であり、原因曝露がある人とない人との病気発生率やリスクを比較することで因果関係を推論する研究）、症例対照研究、横断研究、地域相関研究、時間相関研究などがあり、単なる症例報告もここに含まれる。人間の実験は介入する点以外はコホート研究と見ることができる。

注：通常、治験でも用いられるランダム化臨床試験（RCT）では、十分な説明の後に合意を得た患者を二群以上にランダムに振り分ける。一群に新薬や新しい治療法が、もう一群に外見や味を調えた従来の治療法や偽薬が投与されるように設計されて処方される。前者の群が後者の群に比べてどの程度効果などが勝っているかを検証する。しばしば投与する医師にも投与される患者にも、どちら側の群に属しているかが分からなくされているが、これは二重盲検法と呼ばれる。

発がん物質を人に対して割り付ける

ここまで読み続けて、冒頭に示した国立がんセンターの研究について、違和感をもたれた方もいらっしゃるだろう。実は、その違和感の通りである。つまり、「すでに人における発がん物質として明らかになっているなら、わざわざ多額の研究費を使い多くの人を巻き込んで研究をする必要はないのでは？」と思われたはずだ。言い換えると、国立がんセンターが一九九六年時点で約五〇〇〇人の人々に呼びかけて計画していた研究は、経済的にも倫理的にも問題があると指摘されても仕方がない。倫理的な問題があると、医学雑誌に掲載を断られる。ピロリ菌への感染は人体にとって何らメリットもなく、場合によっては生命に危険を及ぼす疾病を引き起こす胃潰瘍などの明らかな害をもたらすことが、当時すでによく知られていた。しかもピロリ菌との因果関係で、ここで検証しようとしているのは、胃がんという重大な疾患である。そしてピロリ菌と胃がんの因果関係は、この記事の時点ですでに、ＩＡＲＣという国際研究機関によって人体への発がん性があると認められているのである。考えれば考えるほど気になる。

臨床試験は「臨床研究に関する倫理指針」に基づく。また、元々治験は「薬事法」に基づく。そして治験は医薬品による治療の臨床試験のことであり、新薬の効き目や副作用を見極めるための重要な試験である。前段階として動物実験などがあり、健常な成人の志願者（第Ｉ相）、人の患者での試行（第Ⅱ相）を経た後、第Ⅲ相として新薬候補の検証が介入により試験される。これを経ないと、新薬の販売には許可が下りない。臨床試験や治験で検証されるのは、あくまでも治療効果が期待されるものである。ピロリ菌感染のように害作用しか期待できないと、治験もしくは臨床試験を行うことは許されない。

ピロリ菌の除菌は、抗生物質と呼ばれる薬をしばらく服用する比較的簡単で安価な治療だ。

そもそもこのような試験の参加者はインフォームドコンセントを詳しく受けて研究に参加しているはずである。もしＩＡＲＣの決定も説明されていたら、半分の確率で除菌されない側に回る可能性があるような研究に参加する人が、それほど多くいたとは思えない。研究参加によって治療費が無料になることを考慮したとしてもである。記事から十数年経った今、国立がんセンターのこの研究がどうなったのか私は知らない。検索しても出てこない。この件に関して尋ねまわった人もいるらしいが、当事者が口をつぐんでいるのか、何も教えてもらえなかったらしい。

当時、私はこの『メディカル朝日』の記事を見て驚愕した。人体実験ととられかねない研究なのだ。ＩＡＲＣが発がん物質と分類した以上、できるだけ早くピロリ菌の除菌を進めてゆく必要性もある。日本が胃がんの多い国であることはよく知られており、かつピロリ菌の感染者が成人人口の半分以上を占めるという高感染率国であることが分かっていたのだ。除菌に新薬を用いるのなら開発・治験と時間がかかるが、当時既に使用されていた薬剤で十分に除菌可能のようだった。敢えて除菌しないほうを選択する必然性は何もない。これを放置すれば、他の研究機関で同様の研究が行われる可能性もある。私は、慌てて厚生省の官僚の知り合いに電話した憶えがある。しかし、その反応は実に鈍かった。ＩＡＲＣの決定にピンと来ていないようだった。

ＩＡＲＣの決定にピンと来ていなかったのは、国立がんセンターの医師や研究者たちも同様だったのに違いない。実は、ピロリ菌と胃がんの問題に限らず、日本の医師や研究者はIARCの分類にピンとこないのだ。見ているのかどうか分からないが反応しない。このために日本では、タバコ対策、アスベスト対策、粉じん作業者・じん肺患者での肺がんへの取り扱いなど、対策に大きな遅れが生じてきている。

日本の関係者がIARCの分類は要するに、原因とがんとの人における因果関係の問題を示しているからだ。IARCの分類にピンとこない理由を探ることは本書の目的の一つである。これは次の節で取り上げる、人における因果関係の解明に実験が必要なのか、他に何が必要なのかという問題へとつながっていく。

実験が必要不可欠とは単なる思いこみ？――実験研究と観察研究

国立がんセンターの誤りの一つは、実験が因果関係の認識において必要であると考えたことによると言える。ここで因果関係について触れていこう。そもそも自然科学の主要な目的の一つとして因果関係の推論がある。一見、因果関係を追求するのが目的でなさそうな研究でも（例えば、測定機器の精度を評価した研究や品質管理）、因果関係の推論を達成させるための補助的研究とみなすことが出来る。

因果関係とは、原因と結果の関係である。自然科学における因果関係の推論とは、原因と考える要因（出来事）と結果と考える出来事との関係を、実験か観察で得られたデータを用いて推論することである。本書で説明するように、因果関係自体は直接認識できないので、「推論」がついて回る。つまり、原因と結果に関するデータを得て、そのデータに基づいて思考し、因果関係があるのか因果関係がないのかを推論するのである。さらに、あるとすればその因果関係はどの程度の影響を与えるものなのか、それは無視できるのか、対策が必要なのか、どの程度役に立つと言えるのか、商品化可能なのかを考えたりもする。ちなみに、私の専門分野の疫学では原因を曝露と呼び、結果を病気と呼ぶことが多い（図1）。

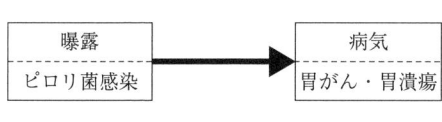

図1　原因と結果

実験でも観察は行われるが、通常、実験研究は被験者の状況を管理下に置く。治験、臨床試験や稀な地域実験を除いて、人間での実験は通常出来ないので、実験といえばだいたい動物実験を指すことになる。また、そのほとんどは室内で行われるので研究室内研究とも呼ばれる。一九世紀の生理学者クロード・ベルナールは、実験室を「他のすべての物理・化学にとってそうであった如く、実験医学発達の絶対的必要条件である」[3]（傍点、原文）と言った。

一方、観察研究は管理された振り分け介入をせずに、単に病気の発生やその発生率を、時に原因（曝露）の割合や程度と共に観察する。なお、観察（研究）には単に病気の発生などの現象を見て記録にとどめるものと、原因（曝露）と結果（病気）を観察し因果関係を推論するものとの両方の意味がある。本書では前者を「観察」、後者を「観察研究」として区別する。説明するため、あるいは役に立たせるために、科学は仮説に基づいてデータを得て因果関係を推論する。データと考察に基づいて応用し役立てる。科学はこれを繰り返している。第二章では、この繰り返しを観察と理論の間のループとして説明する。

さて、疫学研究で得られるデータとその分析が応用のために信頼できるかどうかを、妥当性という言葉を用いて説明することが多い。妥当性は、内的妥当性と外的妥当性とに分けられる。外的妥当性は、一般化可能性とか応用可能性と呼ばれることがある。内的妥当性の追求が科学の整合性(論理的な説明)を求める一方、外的妥当性は応用可能性を求めている。

医学研究における動物実験は、うまくいけば内的妥当性はそこそこあるが、人への外的妥当性は全くないかほとんどない。ピロリ菌による発がん性を動物実験で示そうが示すまいが、「それでどうしたの? 動物と人間とでは違うよ」とひと言で片付けられる危険性が常にある。動物実験の結果を人間に適用可能であると言うすべを、動物実験は持っていない。一方、応用可能性を追求しすぎて内的妥当性が全くなければデータは信用できない。両方の妥当性を十分に満たすことは困難だが、どちらかが完全に欠けているのはまずいのだ。内的妥当性を追求して、実験ばかりするのでは困る。特に医学の応用目的では人間での観察が可能なら観察研究を検討する必要がある。実験は内的妥当性を上げるための形式の一つに過ぎない。科学研究の目的は、形式を整えることではない。この場合の目的は、あくまでも因果推論である。目的を見失ってはならない。

しかし、日本の研究者は、人間への適用を念頭にそして実際に人間のデータがはっきりと存在していても、なお実験(特に動物や細胞などを用いた実験)が必要であるとしばしば感じてしまう。その操作性が魅力なんだと、疫学者ロスマンとグリーンランドは説明する。

実験研究は、しばしば、観察者の操作管理(著者注：介入)をある程度必要とする。これは疫学(この場合、観察研究)では達成できない。つまりこの操作管理のみが実験研究からの推論を強化できるのである。しかし、現象観察の程度が強化されているわけではない。そして、そもそも、このような操作管理は、観察の誤りを防ぐ保証にはならない。加えて、実験研究からのメカニズム的証拠だけでは、科学者も政策決定者も決して説得されはしない。[4]

つまり、実験が必要不可欠であると考えても実質的メリットはなさそうなのだ。そして、科学者でさえ、その日常行動における判断を、いちいち実験してから行っているわけではない。実験が必要不可欠でないことは、本音では誰からも引き出せるかも知れない。「科学」と構えた瞬間に何か保証が必要と思ってしまうだけなのかも知れない。

さらに、実験が科学知識を決定的にもたらすという考えがそもそも誤っていることを、ロスマンとグリーンランドは実例を挙げながら述べている。地震予知の基礎となるプレート理論、種の起源、星の運行、タバコ喫煙と肺がんなど、数多くの科学的発見は実験ではなく観察に基づいている。また逆の例として、実験で示された常温核融合などは結局間違いであることが分かったことから、物理学も実験科学でさえも、この問題と無縁ではいられないことを示していると述べている。さらにロスマンらは、実験に関して、

> たとえ実験が可能であっても、ランダム化試験（RCT）を含む実験は、証拠に迫る何ものも提供しないし、実際、議論の余地があり、矛盾する主張があり、再現不可能なのだ。もし、RCTが証拠を提出するのならば我々は同じテーマで二回以上RCTを行う必要はないだろう。[4]

とも述べている。なぜ実験が必要という思いこみが生じてしまったのだろうか。この理由を第二章で掘りさげて探ることになる。

疫学的研究や観察研究は間接的か？

本章でも、いくつかの理由を探るために、『メディカル朝日』の記事に戻ってみよう。

> 聞き手——当時、日本の研究者は必ずしも賛成ではないという雰囲気でしたが。
> （斉藤医長）一九九四年の九月、米国ヒューストンでの国際会議において（ピロリ菌が人体への発がん物質であると分類されることが）発表されたわけですが、その内容は発癌要因のグループ分けの中で一番強いものでした（グループ1のこと）。「確実な」と言われても、動物実験で直接的に証明されたわけではありませんので、推測としか言えないのです。根拠が少し弱いのではなかろうかということと、日本は胃癌が非常に多い国ですから、

パニックになるのではないかという危惧もありました。

聞き手――直接的な証明はないのですか。

(斉藤医長)ありません。サルやイヌなど大型動物にはピロリ菌が長期にわたり感染しますが、小型のマウス、ラットには持続感染が困難で、多くの動物を用いた発癌実験ができないのが現状です。[2]

つまり、動物実験で直接証明するのが困難なので人間で実験をして証明してやろう、というのである。確かにIARCモノグラフ第六一巻では、ピロリ菌とがんに関して利用できる動物実験データはない。この第六一巻では、様々な観察研究が紹介されているが、実験はない。それでもIARCはピロリ菌の発がん性は十分に証明されているとしている。それなのに斉藤医長はこれらの観察研究は実験ではないので、「直接的に証明されていない」、「推測としか言えない」、つまり間接的だと言うのである。これも混乱の元の一つと言っても良い。実際、動物実験こそ科学であるとか疫学研究は間接的な証拠にすぎないと言う医師や研究者は、今日でも日本では多い。

一方、IARCは、

「ある特定の物質が人体に対して発がん性を示すかどうか?」という問いに対する、間接的と言うよりもむしろ直接的な答えは、疫学的方法を使った人体に関する研究からのみ得られ、疫学は、症例報告、もしくは統計を使った探索的な研究結果や動物実験結果に動機づけられて行われる。[5]と、すでに一九九〇年にはっきりと述べている。つまりＩＡＲＣは、疫学を直接的、動物実験を間接的であると言っているのだ。この考え方は、人における発がん物質の分類をＩＡＲＣが一九六〇年代末に始めて以来の一貫した考え方である。ＩＡＲＣで評価される疫学研究は、観察研究が大部分を占める。

多くの日本の医師や研究者が考える「直接的」と「間接的」が、ＩＡＲＣでは入れ替わっており、何を直接的証拠と考えるかについて真逆であると言ってよい。日本の研究者は操作性を「直接」とし、ＩＡＲＣは対象を「直接」と言っているとも解釈できる。もちろん科学的証拠であることに直接関連するのは、後者の「直接」である。この直接と間接の転倒も、本書で取り上げたい点である。

日本で発表された観察研究

『メディカル朝日』の記事から、当時すでに、日本でもピロリ菌感染と胃がんに関する研究が二つあったことが分かる。北海道大学を中心に行われた研究と国立がんセンターで行われた研究である。両方とも症例対照研究と呼ばれる研究方法論を用いていた。

しかし両研究では、結果が明らかに異なっていた。前者の研究結果はピロリ菌感染者に胃がんが多発していることを示していた（二・五六倍ぐらい）が、後者の研究では多発はほとんどないかわずかというものであった(一・〇四倍)。この違いは後者の国立がんセンターの研究が症例対照研究の対照の選択方法を誤っているところから来ているが、それには深入りせず、この二つは症例対照研究なので、当然、観察研究だということに注目しよう。

二〇〇一年に日本国内から、遅ればせながら、さらに明瞭な結果を示す研究が広島の呉共済病院から出た。これは過去にさかのぼってデータを集めたコホート研究で、観察研究である。一九九〇年四月から一九九三年三月までに、十二指腸潰瘍、胃潰瘍、胃のポリープ、消化不良の患者で、一二四六名のピロリ菌感染者と二八〇名のピロリ菌非感染者を胃カメラを行いながら平均七・八年追跡した研究である。その追跡の結果、ピロリ菌感染者からは早期胃がんが三六例(二・九パーセント)発見されたのに対しピロリ菌非感染者からは全く発生が見られず、ピロリ菌感染と胃がん発生の因果関係は極めて明瞭に示された。この呉共済病院の研究は実験ではなくピロリ菌の除菌も行いながらの観察研究である。

『週刊医学界新聞』二〇一〇年一〇月一一日号、「胃がん撲滅への道しるべ」と題された座談会では、ピロリ菌の除菌治療が議論されて、六〇代以上の感染割合は六〇パーセント以上と推定されており、胃潰瘍・十二指腸潰瘍だけでなく、特に胃がんにおいて除菌による医療費削減への効果も大きいと見込まれている。

現在、ピロリ菌だけでなく、がん発生に対する決定的な予防対策が、いくつか揃ってきている。禁煙による肺がんや喉頭がんなど様々ながんの予防、ヒト・パピローマ・ウイルスワクチン接種による子宮頸がん予防などである。このような根源的がん予防(一次予防)の徹底によって、少ない費用で劇的ながんの減少が期待できる。リアリティーをもって政策を実行するには、基礎となる知識が必要である。

ピロリ菌の発がん性に困惑した日本の専門家

この章の復習のためIARCの決定の話に戻そう。一九九四年の『朝日新聞』(一二月一四日夕刊)はIARCのピロリ菌に関する決定を報じた。これを見ると、当時、勘違いをしていたのは国立がんセンターの医師だけではなかったことが分かる。日本では医学に関係する「専門家」と言われる人たちの多くが勘違いしていたのだ。

「ピロリ菌、胃がん犯人」に困惑(見出し、以下、小見出しとリードは略)

「動物実験もしていないし、状況証拠だけ。反対が多いと思ったのに決まってしまい、頭が真っ白になった」——仏リヨンで開かれたIARCの会議に日本の研究者代表として出席した白井智之・名古屋市立大教授(病理学)は、ピロリ菌が胃がんの原因の一つと認定された時のことをこう振り返る。

(中略)

最終日の採決で、「ピロリ菌は胃がんの原因の一つ」で、しかも五段階評価で最も厳しい「明らかに発がん性がある」という評価が、十五対四の大差で決まった。

化学物質による発がんが専門の白井さんは、ピロリ菌と胃がんの関連を示すデータは「いずれも間接的なものばかりだ」と抗議したが、「疑わしきは罰する」という空気が強く、覆せなかったという。

（中略）

このため、今回の認定の背景には「WHOが途上国の胃がん予防の促進を狙った政治的な意味合いもあるのではないか」と、多くの研究者はみている。

しかし、IARCは、発がん性を評価する最高機関。「このままではピロリ菌が胃がんの原因の一つだと、教科書的に通用しかねない」と白井さん。中村恭一・東京医科歯科大教授も「腸内細菌のように、いつも胃の中にいるふつうの細菌ではないか」という。

（中略）

しかし、胃炎が起きることまでは、サルの実験で確かめられているが、その先はよくわかっていない。疫学が専門の富永祐民・愛知県がんセンター研究所長は「胃がん予防の見地からは意義はあるかもしれない」としながら、「将棋倒し的な考えによる認定で、ちょっと異例だ」と首をかしげる。

竹中忠良・日本消化器病学会理事長も「胃がんは単純ではなく、ピロリ菌は関係があっても、すべてではない」と慎重だ。

（後略）[6]

一〇年以上前のことと片付けてはいけない。今でも同じようなことは起こりかねない。名古屋市立大学病理学の白井教授には、この「間接的」とか「状況証拠」に相当するのが疫学方法論を使った研究を指していることを、当時私は、ご本人に対して直接電話で確認している。『朝日新聞』の記事では、白井教授はピロリ菌感染と胃がん発生の因果関係が「教科書的に通用しかねない」と心配しているが、ＩＡＲＣの決定は、胃がんの多い日本だからこそ、「教科書的に」早くきちんと通用してもらわないと困るのだ。

朝日新聞の記者が発言の一部をかじり取って全体を示さずに都合良く引用した可能性もあるが、疫学が専門と名乗る富永祐民氏まで「ちょっと異例だ」というコメントをしているのには、私も閉口してしまう。異例でも何でもない。富永氏が「異例」と表現した動物実験で確認されていないという事態は、ピロリ菌以外の他の発がん物質の分類でもしばしば起こっている。無機ヒ素のような一九七〇年代の例から、一九九〇年代のピロリ菌の前に発表されたB型肝炎ウイルスとC型肝炎ウイルスまで、多くの事例で動物実験の証拠なしに発がん物質として「認定」されている。ピロリ菌の後に発表されたエイズウイルスもだ。例はたくさんあり、異例でもなんでもない。特に人での感染性の発がん物質（生物学的曝露）では、動物での発がんは期待しにくい。

最も基本的な事項を理解することなしには、どんなにたくさんのことを知っていても専門家としては機能しない。特に実験、観察、メカニズム、科学、因果関係など、本書でキーワードとする問題は、知っているつもりの単語なので、専門家でもあまり突き詰めて意味を考えたり調べたりしない。知っているつもりが逆に落とし穴となり、専門家を専門家でなくしてしまう。

『朝日新聞』の記事では「WHOが途上国の胃がん予防の促進を狙った政治的な意味合いもあるのではないか」という「多くの研究者」の見方も紹介されている。IARCの決定に関して、政治的意味合いではないかと、日本人研究者や日本人の官僚が解釈するのは、実はピロリ菌の件だけではない。タバコと多くのがんに関して、あるいはシリカ粉じんと肺がんに関するIARCの分類決定の際にも、日本人研究者や官僚は「政治的」と発言していた。十分な証拠が明示されているのだから政治的と言われる必要はない。人は自分の理解を超えたことが起こるとレッテルを貼りたがる。

人間の発がんに関しては疫学研究を直接の証拠とする。こんな根本的なことは誰も折り入って教えてくれない。IARCの会議に招集されたのが「専門家」であれば、わざわざこんな原則的なことを、会議に先立ってIARCも説明してくれないだろう。

本書では、このような医学や科学における基本中の基本、科学の下部構造を紹介していきたいと思う。科学哲学も、このような下部構造を扱っている。ちなみに、地震に関する基本理論であるプレートテクトニクス(プレート理論)の受け入れでも日本は非常に遅れて、大きな弊害がもたらされた。原子力発電所が大地震被害の大きそうなところに立地しているのも、プレート理論の受け入れが遅れたためではないかと疑われている。プレート理論の問題は、科学哲学の問題として月刊『科学』で連載され書物にもなった（都城秋穂『科学革命とは何か』岩波書店）。ピロリ菌の問題における先述の事態も、「科学革命」や「パラダイムの転換」という科学哲学の言葉に該当するか否かはともかく、簡単で少し考えれば気づくような基本的な事柄が、日常生活に密接な情報を受け取る際の大きな障害や時間的遅れに繋がってしまうのだから、誰にとっても大事な問題である。

第一章のまとめ

① 医学において実験が必要不可欠と考えるのは思いこみに過ぎないが、思い込んでいる医学研究者は多そうだ。

② 日本の医学研究者は人間での因果関係の証明（疫学研究）は「間接的」であると考える傾向がある。しかし、実は疫学研究こそむしろ「直接的」な証明として国際的に考えられている。日本での考え方が転倒している。

2 科学と実験

因果はＤＮＡまで見ないと分からないか

絵とか写真と、文を使っての命題とは、論理的に形が違う。そして視覚的な絵・写真と、見られたものについての文による表現との間には、きわめて多様で入り組んだ段階がある。絵はわれわれの視覚意識を支配する。しかし、科学的知識はもともと言語的なものである。[7]

自然科学と科学の目的

第一章で述べたピロリ菌のエピソードは、医学での因果関係に関する日本の医学研究者の典型的な姿を示している。このような姿は、因果関係の、ひいては科学に関しての基本的な知識がないために生じていると思われる。本章では科学に関する基本的な知識を取り上げ、科学の営みについて考察しながら、観察における仮説の必要性を強調し問題を整理する。

科学という言葉が今日の自然科学の意味に限定して用いられ始めたのは、一九世紀になってからと意外に新しいらしい。しかし自然科学と呼ばれる営みの始まりは、燃焼理論を発見したラボアジェ、力学法則を発見したニュートン、地動説を発見したコペルニクス、さらには古代ギリシャ時代にまで遡ることができる。ただ、科学という言葉を軸にした整理は、ほとんど二〇世紀に生まれてきたものである。二〇世紀は、「戦争の世紀」だけでなく、「科学の世紀」とも言われる。

自然科学のうち、物理学（力学、電磁気学などから構成）、化学（無機化学、有機化学、生化学などから構成）、生物学（植物学、動物学などから構成）などが、自然科学の基礎的部門として大学では理学部の中にまとめられている。一方、工学、農学、医学、薬学などの応用的な自然科学は、その名前がついた学部を持っている。物理化学や生化学という従来の境界領域だけでなく、最近はさらに、情報や環境などの領域が発達している。数学科はだいたい理学部にある。ガリレオが自然科学に持ち込んだと言われる数学を自然科学に含めるか否かは、議論が分かれるらしい。数学は、自然をほとんど相手にしていないので、自然科学と言うよりもむしろ言語学のように私は考えている。より正確に、より簡単に、情報を伝えることを追究しているように見えるからだ。

次は科学について少し具体的に述べてみよう。まず辞書を引いてみよう。辞書が正しいとは限らないが、一応踏まえる必要はある。実は折にふれて、「科学を説明してください」と大学院生や科学研究者に聞いて回っているが、辞書の意味すら答えられる人はほとんどいない。自分の職業に関して答えられないのは問題だ。以下は広辞苑第六版の記述である。

【科学】①観察や実験など経験的手続きによって実証された法則的・体系的知識。また、個別の専門分野に分かれた学問の総称。物理学・化学・生物学などの自然科学が科学の典型であるとされるが、経済学・法学などの社会科学、心理学・言語学などの人間科学もある。②狭義では自然科学と同義。（著者注：本書では狭義を採用するが、経済学や心理学なども自然科学に含める意見もあるかも知れない）

【自然科学】（natural sciences）自然界に生ずる諸現象を取り扱い、その法則性を明らかにする学問。ふつう天文学・物理学・化学・地学・生物学などの分野に分ける。また、応用を主眼とするか否かによって、基礎科学と応用科学にも分ける。

実験は観察と並立して書かれており、辞書の上でも実験は必要条件ではないようだ。ついでに、実験と観察、理論についても調べておこう。

【実験】①［顔氏家訓（帰心）］実際の経験。②（experiment）理論や仮説が正しいかどうかを人為的に一定の条件を設定してためし、確かめてみること。

（著者注：以下、②を念頭に置いて論じる）

【観察】物事の真の姿を間違いなく理解しようとよく見る。

【理論】①（theory）㋐科学において個々の事実や認識を統一的に説明し、予測することのできる普遍性をもつ体系的知識。㋑実践を無視した純粋な知識。この場合、一方では高尚な知識の意であるが、他方では無益だという意味のこともある。㋒ある問題についての特定の学者の見解・学説。②論争。〈日葡辞書〉

次に科学の目的を考えてみよう。時代とともに変化し続ける科学だが、自然科学の目的はだいたい決まっている。科学を用いて人間が自然を観察し、うまく取り扱うことだ。自然には人間も含まれる。「うまく行くこと」を第一目的としたのは、一九世紀終わりから二〇世紀初めにアメリカが生んだ哲学、プラグマティズムである。科学の世紀である二〇世紀の前段階もしくはほぼ同時期に、プラグマティズムが出現していたことは重要だ。プラグマティズムの哲学者ジェイムスは、実生活における有用性こそが真理であるとした。プラグマティズムは、功利主義、実証主義（論理実証主義）、自然主義の傾向を持つ哲学であり、これは科学と相通じる、というより科学そのものだと思える。この目的をここでは功利原理と名付けよう。

「役に立つ」以外に、科学が説明とか探求を目的としているという意見もあるだろう。こちらの目的を、功利原理に対して説明原理と名付けよう。効率よく功利原理を満たすためにも説明原理を満たす必要があるという考え方もできる。また、役立つことを考えることなく、説明だけを目的とした科学のありかたもあるかもしれない。

自然をうまく取り扱うために、科学は自然を観察し、自然の背後の法則を抽出し、法則をうまく個々の事例に応用する。原因と見なす出来事と、結果と見なす出来事との因果関係が分かれば、うまく行くことも多くなる。従って、科学の主要な目的に因果関係の探求があると言える。こちらの方も功利原理や説明原理と合致する。デカルトなどによる近代哲学の出現までの中世ヨーロッパでは、全ての出来事の原因をさかのぼれば神さまに繋がることを明らかにすることが、因果関係の探求の目的だったようだ。これが神学の大きな目的の一つでもある。個々の現象と神さまとの間の因果関係の立証は、神の存在証明にもなるので、その熱心さは相当なものではなかったかと想像する。この熱心さがその後の多くの科学法則の発見やその改訂や進歩に繋がっていったとも言える。盛んに見直しがなされているように、ヨーロッパの中世は必ずしも暗黒時代ではなかったのかもしれない。

科学の基本用語

現代科学を考える上で必須とも言える知識を、ここで簡単に説明しておく。高校の世界史や倫理の復習でもある。

まず演繹法は、明晰に真と認められる少数の根本原理(公理)から出発し、定理や公式なども経ながら論理的に推論を進め、個々の結論を得るものである(図2)。近代哲学の始まりとされるデカルトはこの演繹法を学問の方法とした。これに対して、帰納法は、事実を多数観察し、集積し、一般法則を導き出す方法である(図3)。フランシス・ベーコンは帰納法を学問研究の方法とした。自然の観察が出発点なので、経験科学は一般にこちらから発達したと言える。ニュートンも、万有引力の発見は全て帰納法に基づいていると言っていたらしい。

誰もが信頼できる起源を設定しておかないと、たとえ論理の進め方が正しくても、全体が

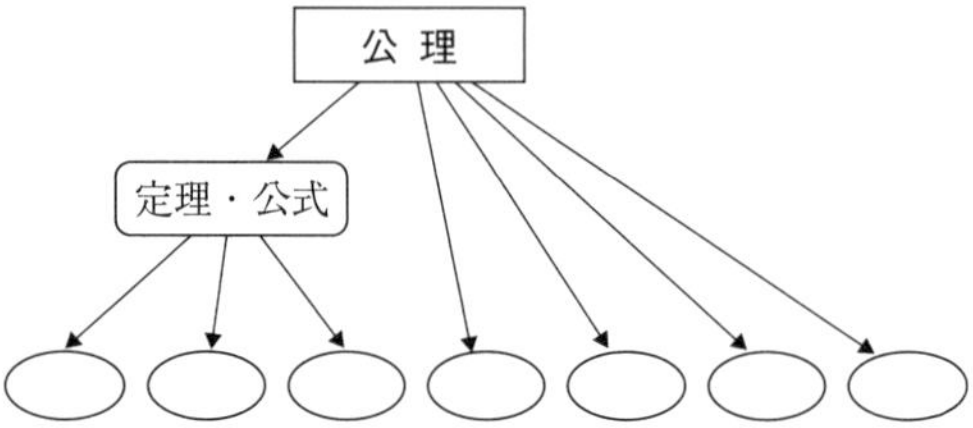

図 2　演繹法の概念図

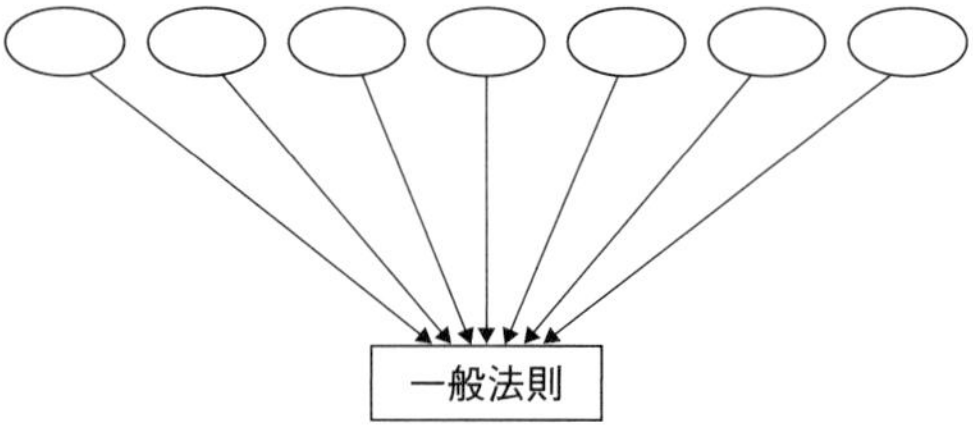

図 3　帰納法の概念図

ひっくり返る危険性がある。演繹法と帰納法は、起源を定めて論理を進めてゆく点は共通していても出発点が異なる。帰納法は観察した個々の自然での現象が推論の出発点（起源）であり、演繹法は公理が推論の出発点（起源）である点は押さえておきたい。また、帰納法より演繹法の方で、その推論プロセスが厳密に決められていることが多い。帰納法は出発点が多すぎて出発点の性格もバラバラなので、決めようにも決められない場合もあるだろう。だから帰納法は演繹法に基づく論理にも従いつつ、個別事例から一般法則への帰納を実現し、また一般法則の個別事例への適用を可能にする。こうした帰納法と演繹法の融合が、更新・修正されるルールとしての科学の発達となったのだろうか。

　演繹法も帰納法も、日常生活において私たちが何となくやっている方法であろう。科学哲学史の最初の方に出てくる元祖・科学哲学者、古代ギリシャのアリストテレスは、事実（現象)から説明の原理を導き出し、その説明の原理を前提として事実(現象)に関して言及すると言っている。事実(の観察)↓説明↓事実(への適用)と、説明は事実から引き出され、事実の理由や知識を得るために説明が使われる。なお、観念を重んじたプラトンに対し、アリストテレスは事実や現象を重んじた。

経験主義であり、観察し記述して集めたデータを分析する自然科学と縁が深い帰納法において、真っ先に名が上がるのがフランシス・ベーコンである。さらに、ロック、バークリ、ヒュームと経験論の哲学者が続く。ベーコンは個人的な好みを否定して観察することを説いている。ジョン・ロックは「白紙」(タブラ・ラサ)を唱えて、人間は経験によって後天的に能力や性質を獲得するとし、あらゆる先入見を否定した。

イングランドやスコットランドの哲学が経験論であるのに対して、フランスやドイツの哲学は大陸合理論として紹介される。デカルトは、生まれてくればそもそも良識(ボン・サンス)を備えていること、つまり経験主義の立場では否定されるような先験的なものの存在を認める。イギリス経験論と大陸合理論を統合したのはドイツの哲学者カントらしい。

観察と仮説・理論——実在世界と言語世界

現代では、科学的観察は白紙の状態で行うのではなく仮説を元に行う。そもそも何ものにも影響されずに自然を観察することなどほとんど不可能である。この点は、科学ではきわめて重要である。観察とか証拠というものは、理論の影響から自由ではない。

我々は何らかの目的を持って事柄を検証している。心の中で何らかのアイデア(観念)を伴って事柄を検証しているのである。科学的観察は常に理論負荷的であると言われ、観察事実は理論を前提としていて、その理論の影響からは逃れられない。[7] こんなことを勉強すると、大学でよく耳にした「心を真っ白にしてデータを見なさい」とか「科学は中立だ」などという教授たちのセリフに対して、ひと言文句でも言いたくなる。

一般に自然科学の論文や実習レポートを書く際には、緒言、対象と方法、結果、考察、謝辞、参考文献と書き進む。これまでの研究などから出てきた現在の研究の仮説を提示し(緒言)、この仮説に基づいた対象と研究方法論を提示し(対象と方法)、その観察結果を示し(結果)、これまでの研究や仮説と結果から推論をする(考察)。この形式は仮説演繹法と呼ばれる。帰納法の中での仮説と演繹の重要性を強調したのは一九世紀のJ・S・ミルらしい。自然観察結果を出発点とする帰納法、数学が依拠する演繹法を考えると、自然科学は演繹法と帰納法のいいとこ取りをしているように見える。そして理論負荷的観察に基づいている。

帰納と演繹を紹介し科学の営みを説明するために、図4のような図もしばしば紹介される。科学の営みは、個別の観察から仮説を創出する(左から右)。仮説に基づいて個々の現象を多数観察する(右から左)。さらに、仮説に基づいた観察を記述し分析して一般法則や理論ができあがる(左から右)。その法則や理論を個別事象に適用する(右から左)。また、新しい理論の

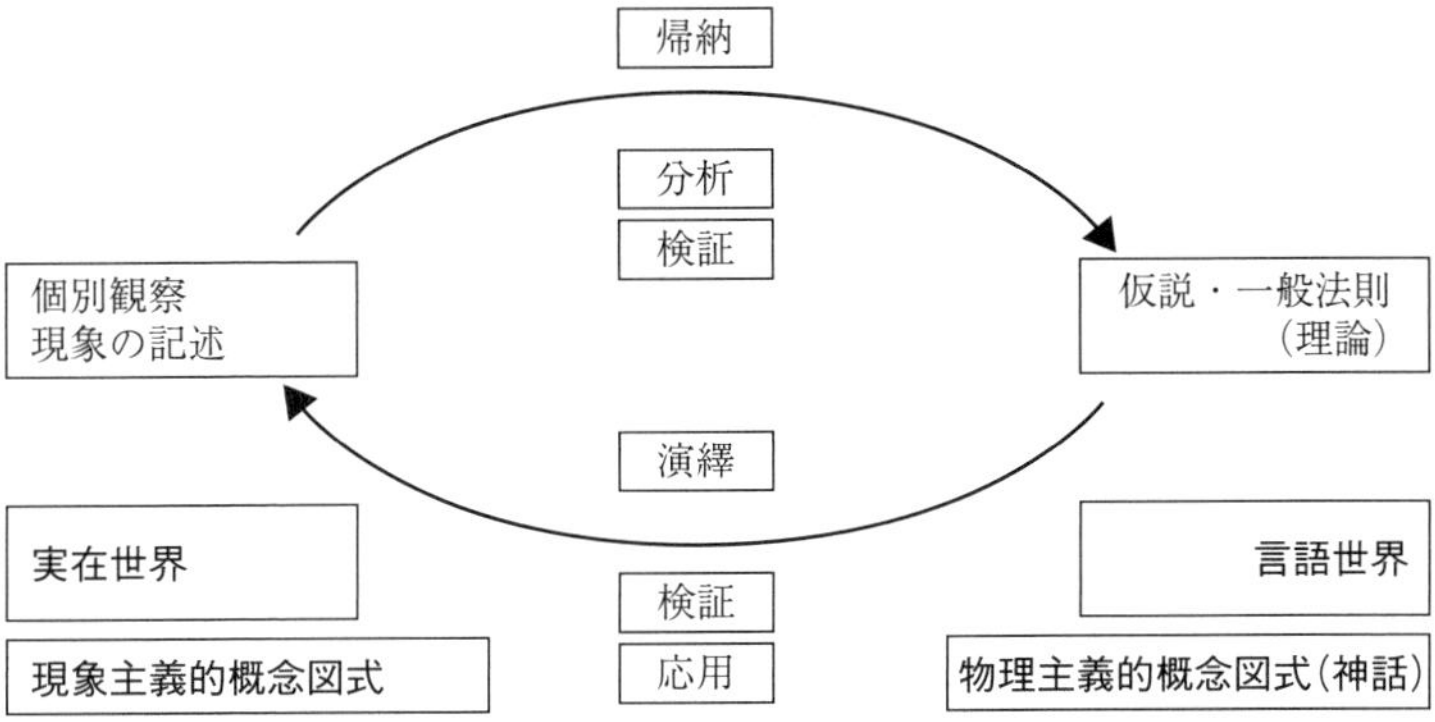

図 4　ループとして表わされる科学の営み

もとで個別事象を集めて理論を修正する（左から右）。科学の営みをこの図に当てはめれば、左から右、右から左、また左から右と、ぐるぐる回っていることになる。一応進歩しているはずなので、同じところを回るよりむしろ、スパイラルに上昇していると言えるだろう。この帰納と演繹を説明した図4のような図は、科学の営みが回りながら進歩していることを説明するために使われる。科学哲学史の本のアリストテレスのところでも示されている。

ところで、図4の左側の個別事象の観察の方を市川氏は実在世界と称し、図の右側の一般法則や理論の言語世界と区別している。[8] 細かく考えると二分出来ないこともあるが、仮説・理論・一般法則などが言語の世界であり、個別に実在する事象などとは異なることを良く表現できている。ただこちらは、実際の現象の観察に基づく必要があり、何でも良いわけではない。

市川氏はさらに、言語世界で演繹し発達できることを科学の強みとして挙げている。確かに職人技の範囲内（職人の頭の中だけ）では、このようなことは出来ないだろう。言語化して他の人（目の前の師匠・同僚だけでなく、離れた場所、異なる時代の人まで）の批判を仰ぎ考えを取り入れるのが科学の得意技だ。後輩研究者や大学院生を「弟子」と呼ぶ自然科学系の大学教授もまだいるが、弟子は職人での話であり、科学研究の話とはなじまないと思う。

二〇世紀の哲学者で論理学者のクワインによる「現象主義的概念図式」と「物理主義的概念図式」という表現は、前者が実在世界として図の左側を、後者は言語世界として図の右側をそれぞれ示していることになる。右側の言語世界の物理主義的概念図式を、クワインが「神話」と表現したのは有名だ。

科学に関するこの整理は、詳細な検討の際に重要になる。「これからのこと」を考えるためには、「これまで」に実在した測定結果から得られた言語世界に基づかねばならず、それはあくまで「これまでと同じように起こる」という仮定の下で検討されるのだということを押さえておく必要がある。

例えば、福島原発事故の際の「どこまでの被ばくだったら安心か？」、「その根拠は？」という問いに対しても、整理が必要になる。まず横軸に放射線被ばく量（単位はグレイGyもしくはシーベルトSv）を、縦軸にがんの発生リスク増加分を取る（図5）。あるレベルの被ばく量での発生リスクの増加観察分をプロットしてゆくと、幾つかの点が座標上に示される。さらに小学校では、この複数の点を代表する直線がフリーハンドか定規を当てて引かれるが、どんな方法で引いてもこの直線が示すのはもう実在世界ではなく言語世界である。なお、がん発生リスクの増加分の値は実在世界から計算された言語世界の概念と言うこともできそうだ。確率は自然にはない〇から一までの数値を取るからだ。ただここでは、観察から得られた確率の点(がんリスク)は、実在世界の観察値として説明する。

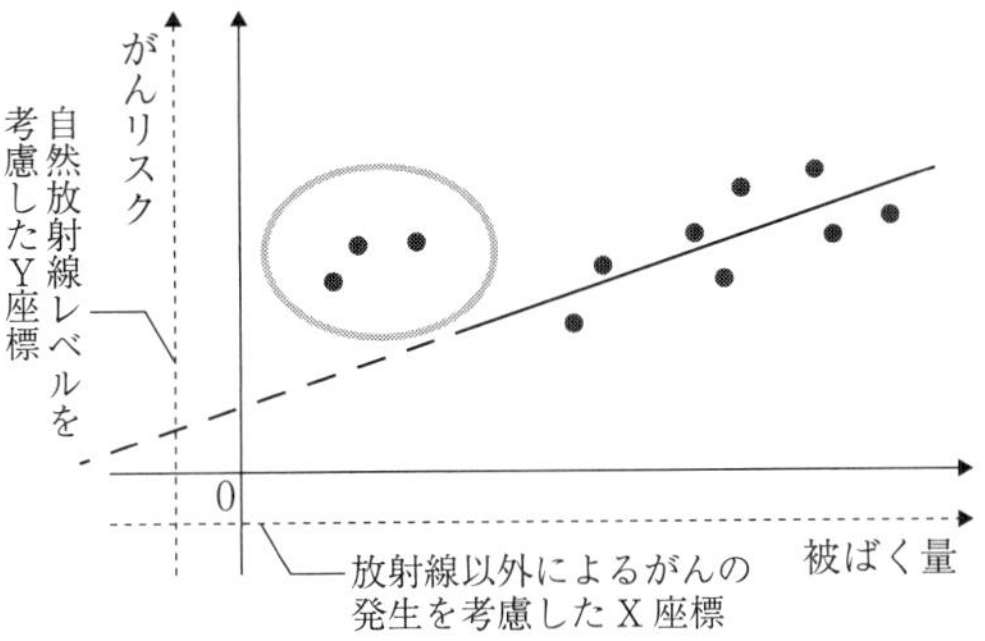

図5　実際に観察された値(リスク)，実際に観察されたあたりの直線(内挿)，および直線を伸ばした先のリスク(外挿値)のイメージ

観察に基づいて座標上に示す際に、観察データがはっきりとは出ていない低レベルの部分で、理論上の線をいかに引くのかが問題だ。国際的には直線が最も多く仮定されている。直線を伸ばし縦軸と交差する切片が人工放射線量ゼロのところでのがん増加リスクである。自然放射線を考慮すれば、放射線量ゼロのところでのがん増加リスクも求められる。これらも言語世界の概念である。被ばく量ゼロでの発がん増加リスクは実在世界で観察できない。これも科学の役割であり、リスクアセスメントに含まれる。

　ところで、直線の右側はいつまでも延びていくわけではない。放射線による急性影響でがんになる前に死亡する例が増えるからで、せいぜい一〇シーベルトぐらいまでである。つまり普通の座標の直線とは違い、実在世界の制約を受けるのだ。なお、この直線で説明できない白血病の多発が一九八〇年代から幾つかの事例で観察されるようになっていて（図5の楕円内のイメージ）、内部被ばくとの関係もあり議論されている。

最近、「年間一〇〇ミリシーベルト以下の発がんリスクは疫学調査では確認されておらず、……」というような発言もあったらしい。しかし、疫学調査が行われていないことや疫学調査によりがんの過剰発生が検出されていないことと、「本当に」がんが過剰に発生しないかどうかとは別である。比較的低い被ばくレベルでのわずかな影響を検出するためには、観察対象人口をそれなりに多くする必要があり、しばしば観察不可能である。従って右記のような言い方をしてしまうと、まるでそれ以下のレベルでがんの過剰が発生しないかのように誤解される。閾値が設定されずに議論されているのに、閾値があるかのような印象を与えてしまうことにもなる。このような発言は、実在世界と言語世界の混同がもたらしたものと言える。

ともあれ、観察という実在世界の事柄、理論（一般法則）という言語世界の事柄、この二つを結ぶ構造を科学は持っている。ばらばらと起こる現象をまとめ上げ、理論や一般法則として言語化するのは統計学の役割なので、統計学は科学の文法と呼ばれる。これにより我々は一般化され言語化された理論を構築し、それを個別の事象に適用させることが出来る。

本章では、これまでの三つの節において、駆け足で科学の枠組みを哲学の歴史も交えながら説明してきた。哲学に関する部分は、教科書的に最短コースの説明を試みたが、哲学の先生からは手厳しい批判を受けそうである。ご指摘をいただければ幸いである。

医学における因果関係の探求の歴史

物理学・力学に始まった科学の成功は、ラボアジェらによる化学、同じ物理学でも熱力学、電磁気学などの分野の成功に引き継がれる。しかし、生物学は多様なので、その仕事の多くは分類のために費やされた。それでも旧約聖書に書いてあるとおりではなさそうだというのは、一九世紀のダーウィンの進化論『種の起源』によりだんだん合意に至る。

構造主義の哲学者ミシェル・フーコーは、『臨床医学の誕生』（みすず書房）という著作で、一九世紀になる以前の医学の記述と一九世紀になってからの医学の記述の違いを具体的に示している。フーコーは、この変化を現代医学の誕生と位置づけている。一八〇〇年頃を境とした医学における記述の変化は、解剖学の発達から根付いていった変化である。体の表面の症状と体の内部の繋がり（因果関係）を記述する（定性的に述べる）言語が発達したのだ。医学的な推論は、外の見えやすいところから進む。

解剖学の発達の後、一九世紀中頃には生理学が発達し、生体内の働きが分かってきた。「内部環境の固定性」（後のホメオスターシス）を最初に提唱したことで知られるベルナールは、生理学だけでなく、思想、科学に影響を与えた。代表的著書『実験医学序説』において、「実験的デテルミニスム(決定論)の原則は矛盾した事実を承認しない」として、「実験的見解は完成した科学の最終仕上げである」と述べ、実験と科学は結びつけられた。

同じ頃一九世紀後半には、コッホ、パスツールらによる細菌の発見があった。細菌学の発展は、病気の原因探求の歴史において重要なエピソードで、日本人、北里柴三郎、野口英世、志賀潔らもこれに加わった。細菌を調べれば病気の原因がみつかることが一般論となり、人類は自分たちの体の外側に病気の原因を見出した。今や古典とも言える現代医学批判の書『近代医学の壁――魔弾の効用を超えて』(B・ディクソン著)で示されたように、細菌の発見は特定病因説の象徴である。ちなみにこの本の「魔弾」というのは、特定病因である細菌の増殖を選択的に停止させたり細菌を死滅させたりする抗生物質・抗菌剤のことである。

この細菌・ウイルスなどの微生物の発見、一九〇〇年のメンデルの法則再発見に始まる遺伝学と、パスツールらの酵素の発見に始まる生化学の発達、そして二〇世紀半ばのDNAの発見と分子生物学の発達は、現在の日本の医学研究の流れを運命づけている。時代は遡るが、遺伝の法則はオーストリアのブリュン(今はチェコ領)の司祭メンデルにより一八六五年に初めて発表された。これはベルナールの『実験医学序説』が出版されたのと同じ年である。

一方、人間を対象とした研究で、病気の原因を究明して医学や社会を変えた医師・研究者たちもいる。一七世紀には早くもグラントが、人間の病気の結果である死亡をロンドンで系統的に記録し始めている。これは二世紀後にスノーらのコレラの研究にも役立つことになる。細菌学の発展前の一八四〇年代、ウィーンの産婦人科医ゼンメルワイスは、産院のデータに基づき、医師の手洗いを徹底させ感染拡大と妊婦死亡の予防に成功する。この研究は、手術前の入念な手洗いという、現在日常となっている医療技術への決定的な改革をもたらした。

同じく一九世紀の半ば、ロンドンの麻酔科医スノーは、汚染された水の飲用がコレラの原因であることを、ロンドン市の死亡データの分析や死亡者の位置を示す地図などからつきとめて予防措置を講じた。コッホにより病因物質であるコレラ菌が発見される三〇年も前のことだ。この研究は、計画的に大規模な下水道が都市に整備され、衛生的に大規模な人口を養えるようになるきっかけともなった。現代でも十分通用する記述疫学・分析疫学研究である。

栄養と人体影響に関しては、ビタミンという栄養素が発見されるずっと以前の一八世紀半ばに、イギリス海軍軍医のジェームス・リンドが柑橘類や新鮮な野菜が壊血病を防ぐことを発見している。これは今日の科学的根拠に基づいた医学の始まりと言われる。同じく一九世紀終わり頃には、高木兼寛らが脚気の予防に洋食や玄米が役に立つことを発見した。

これら様々な発見は、後述する要素還元主義や実験は医学において必ずしも必要でないことを明瞭に示している。二一世紀の現代では、人間を観察し(人間から)集められたデータから、原因と病気との因果関係が直接的に検証され明らかにされる。この考え方や理論の発達は、一九九〇年代に「科学的根拠に基づいた医学(EBM)」としてさらに広がった。

一九九六年一一月にカリフォルニア大学ロサンゼルス校で因果関係に関する講義を始めたパールの因果推論の教科書[9]にも疫学の考え方は取り入れられている。第四章で紹介するこの本では、医学における人を使った実験であるランダム化臨床試験（ＲＣＴ）の問題点がまとめられ、①現実の実験では、完全な実験を達成することは難しい、②比較対照の患者に最善の治療を受けさせられないと倫理的・法的な問題が生じる、③実験それ自体が患者の意志や行動に影響を与える、などの点が挙げられている。今日は観察研究の方法論の発達でこれらの欠点をカバーできるようになった。人間を直接観察する技法は今ではどんどん重要になってきている。因果推論の歴史を医学の発達に併せてまとめた表を、私のホームページに掲載しているので、ご覧いただきたい（http://www.okayama-u.ac.jp/user/envepi/dl/03_20120313.pdf）。

決定論とベルナール、メカニズム

科学では実験は必要条件ではないのに、日本の医学では実験が不可欠であると考えられてしまっている。ルーツと見られるベルナールの『実験医学序説』は物理学、化学を意識し、「実験医学は最もおくれて到来する。そのときはじめて医学は科学的となる」としている。生物学・医学の一分野である生理学をベルナールは、「生物現象を研究し、その現象の発現に関する物質的条件を決定することを目的とする科学」と定義し、デテルミニスムすなわち決定論の重要性について、次のように強調する。

統計学に立脚している限り、医学は永久に推測科学に止まるであろう。これが真の科学即ち確実な科学となるのは、実験的デテルミニスムに立脚することによってはじめてである。この実験的デテルミニスムの思想こそは、実験医学の枢軸であると私は思う。[3]

彼は決定論こそ科学と考えていた。

デテルミニスムの思想は因果関係につながる。

さて確固不動の科学的原則とは（中略）現象の絶対的デテルミニスムであるということを記憶せねばならぬ。我々は現象の近接原因或いは決定原因に、デテルミニスムという名称を与えた。[3]（傍点、原文）

と記載されている。これは彼の因果推論の考え方を提示していて、しかも現代の「メカニズム」の考え方にも通じる。科学に機械論（メカニズム）を持ち込んだのはデカルトだが、医学・生物学に持ち込んだのはベルナールと言える。

要素還元主義が追求するのは、微細構造、病因物質、分子、遺伝子の特定だけではなく、「振る舞い」もその対象である。しばしば「メカニズムの判明」という言葉がこれを指して用いられる。「メカニズムとは具体的に何か」が特定されないことが多いものの、なぜか日本では、しばしばミクロまでの解明という意味が暗に含まれる。昔の腕時計の裏蓋を開けた時、微小の歯車が連関した光景が見えるというイメージだろうか。要素還元主義とメカニズムは、本来は別のものである。しかし、日本ではしばしば同一視され、特定されないまま、これらの「解明」が研究の目的になっている。

日本でメカニズムを口にする人は、しばしばメカニズムとは何かについて明らかにしない。おそらく原因曝露Aと病気Zの間に時系列に沿って事象「ABC…」とつながりZに至るまでを細かく見つけることが「メカニズム」と呼ばれているのだろう。しかし、いくら細かくしても「A→B」、「B→C」、「C→D」、…、「Y→Z」という因果関係がどうして成り立つのかという問題は永遠に残る。第四章で紹介するヒュームの問題から明らかなように、どんなに細かいレベルで観察しようとも、メカニズムを明らかにすることではヒュームの問題をクリアしない。

ベルナールは、デテルミニスムは観察を繰り返す必要がないとして、

> 実験医学者はいわゆる観察医学者とは全く異なる点に立っている。実際またある現象が同一条件においてつねに同一様式で現われることを認めるためには、たった一回確実な姿で現われてきさえすれば十分である。[3]

と強調する。一方、現代科学では、繰り返しの観察や統計学を用いた整理と推論が必要である。ベルナールは観察と理論を混同していたのだろうか。『実験医学序説』に実験動物での観察回数は見当たらないが、今日では、観察対象の実験動物の数の明示は必ず求められる。

ベルナールは統計学を批判する。

> 統計学なるものは確からしさを与えることができるのみで、決して確実性を与え得るも

のではないのである。（中略）科学的法則は確実なものの上に、また絶対的なデテルミニスムの上に立っているべきであって、確からしさの上に立っているべきものではないからである。[3]（傍点、原文）

ただ近代統計学は、この時まだ現れていない。ロンドンでピアソンの『科学の文法』が発表されたのは、コッホの原則がベルリンで発表された一八九二年である。

決定論から要素還元主義へ

決定論に加えて、一九世紀後半に、細菌学者であるコッホやパスツールらの研究によって、微細な構造を調べると病気の原因や因果関係が明らかになるはずだという展望が開けた。ヘンレ・コッホの四原則と言われる病気の原因を同定するための原則が発表され、人間の病気の原因を発見するための初めての一般原則となった。元々、彼の師のヘンレの発案らしい。腎臓の微細構造の「ヘンレの係蹄」のヘンレである。以下に掲げるのは、国際疫学会が編集した疫学辞典のヘンレ・コッホの四原則の説明である。他も似たようなものである。

①疾病の全症例に病原体が存在することを純培養による分離で示されなければならない。
②病原体は他の疾病の症例で発見されてはならない。
③分離された病原体は実験動物で疾病を再現させることができなければならない。

④病原体は実験的に再現された疾病から再発見されなければならない。[10]

この原則を満たしていると病気の原因だと見なせるという話だが、動物実験に基づいているので、人間では成立しないことも当然ある。さらに文末が「ならない」と結ばれ、決定論であるのが分かる。科学の文法である統計学はコッホより後の二〇世紀に発達したので、コッホは統計学を取り入れることができない。疫学辞典は、ガリレオを起源とする必要で十分な原因（原因と結果が一対一対応）に、この原則が適合していると解説しているが、実際は、原因と結果は違う出来事（現象）なので一対一対応しない（第四章参照）。近代統計学もパソコンもプラグマティズムもなかった時代の「因果関係の証明」方法が、コッホの四原則である。

もちろん今やコッホの四原則は必要条件ではない。その後分かった因果関係について、この四原則で説明するには無理がある。また、細菌以外の病因がたくさん分かっている現代で、なおこの原則に執着することはむしろ有害だ。それにも拘らず、日本の医学研究者の中には、この原則をいまだに持ち出しかねない人がいる。例えば、誰が書いたのかは不明だが、ピロリ菌に関する左のウィキペディアの記述も、コッホの原則に忠実に従っている（二〇一一年八月現在）。日本からの報告ばかり記述されているのが興味深い。

胃癌との関連については、ヒト以外の動物を用いた数多くの実験にも関わらず証明ができないままであったが、疫学調査の結果から明らかになっていった。そして一九九四年には国際がん研究機関（ＩＡＲＣ）が発行しているＩＡＲＣ発がん性リスク一覧に、グループ1（発がん性がある）の発がん物質として記載された。その後、日本から有用な成果が相次いで報告された。一九九六年に平山らは、ヘリコバクター・ピロリがスナネズミの胃に感染し、ヒトと同様の慢性胃炎、消化性潰瘍を形成することを発見した。一九九八年には、渡辺らが長期間飼育したピロリ菌感染スナネズミに胃がんが発生したことを報告し、コッホの原則に基づく最初の証明とされた。この年にはさらに立松らによって、発がん物質投与とピロリ菌感染を組み合わせた、より効率の高い動物胃癌モデルが確立されている。（「ヘリコバクター・ピロリ」の項）

要素還元主義

一九世紀のベルナール、コッホらによる実験医学の成功があまりにも大きくなったために、実験が医学において必要不可欠のようになり、日本では、当初の目的である人間における因果関係が忘れられているようにさえ見える。

要素還元主義の考え方として、医学生物学分野では、遺伝子の二重らせん構造の発見者の一人であるクリックが一九六六年に示した「生物学における現代の研究活動の究極の目的は、物理学と化学の言葉で全ての生物学を説明することである」という主張が有名だ。この発言を念頭に置いて、次のフランス国立科学研究センターのファン・レーゲンモルテルの説明を見てみよう。

（クリックの考え方は）分子生物学が拡がって半世紀を過ぎた要素還元主義者の気持ちを良く表しているだろう。この理論は、生物学的システムは、原子と分子だけから構成されているので、それ以外の他のよそ者や霊的な力なしに、原子レベルにまで辿った個々の構成物の物理化学的特徴を使って説明可能であるはずだ。要素還元主義者の見解の最も極端なものは、意識や心理状態は脳における化学的反応に還元できるという神経科学者によって保持されている信念である。[11]

要素還元主義は、元々は、ウィトゲンシュタインの影響を受けた論理実証主義（ウィーン学団）が、いかなる言明も基本的言明の要素へと還元できるとした、言語上の話であった。これが科学の世界に入ってきた。どんな複雑な存在へも最小の構成パートに分解することでアプローチするという考え方であり、これは総体的・統合的見方としばしば対置される。[12]

一方、要素を集めたところで生物では全く機能しないというのが、要素還元主義に対する最もシンプルな批判である。今日では、免疫学研究者のファン・レーゲンモルテルが指摘するように、新薬の発見やワクチンの開発における効率の悪さとして、要素還元主義の悪影響が問題とされてきている。[11] ＥＢＭの科学哲学に関連する書物をひもとけば、要素還元主義的証拠やメカニズムがなくても医学的因果関係が認められている具体例が、多数挙げられている。[13]

後で説明するように、要素還元主義に基づいた観察データは、私たち人間の生活レベル・

社会レベルの仮説検証に合わない。だから直接の検証にならず間接的になる。さらに私は、ミクロへの要素の還元は、その程度によりとても費用がかかるという経済的な欠点を挙げたい。また、要素への還元は、どんどん小さくできるので、議論に限りがない。従って、要素還元主義的研究は目的をはっきりと持っていないと研究のための研究に転落しかねない。当然のごとく、ミクロの仕組みなので現実社会での応用可能性は当分見えてこない。

要素還元主義は二〇世紀の科学の隆盛に寄与した意義が語られる一方で、二一世紀の科学の発展のために超えなくてはならない古い考え方として位置づけられることもある。[14] 一九九九年、ユネスコと国際科学会議が共催してブダペストで開いた世界科学会議では、「科学と科学的知識の利用に関する世界宣言」が採択され、これまでの「知識のための科学―進歩のための知識」のほかに、「(持続可能な)開発のための科学」、「平和のための科学」そして「社会のための科学、社会における科学」を目指すべきことが提唱されている。これは、広い視野に立った役に立つ科学をさらに幅広く追究することを意味している。二一世紀の科学研究のヒントは、新たにつけ加わったこれらの目標のうちにあるだろう。要素還元主義的研究がこの二一世紀の方向性と合致しているかどうかを丁寧に問い直す必要がある。

科学の範囲

医学研究で人間を観察対象にした研究方法論や因果関係論の発達により、今日では人間を観察し、人間レベルの仮説を立て、人間を単位として分析する方法論が十分に可能になり、簡単に利用できるようになってきている。従って、医学領域では研究に実験が必要という状況ではなくなっている。その一方で、治験や臨床研究ですら科学や医学研究と見なさない医学研究者もいまだにいる。人間も臨床も肉眼レベルの判断は実に多いので、このままでは「科学的根拠に基づいた医療」などできなくなることになる。

科学研究ではまず個別の観察と記述を行い、その観察結果から理論や一般法則を構築する。その後、理論や一般法則を再び個別事例と照合して、改変や再構築を繰り返す。仮説は必要不可欠で、仮説なしに自然から切り出して観察はできない。また仮説に基づいた観察とデータ収集がなければ、仮説は検証できない。だから科学でモノを言うには、それに対応した仮説と観察データの両方が必要になる。

科学に範囲があるとしたら(どこまでが科学と言えるか)、このあたりがとりあえず目安になりそうだ。問いに直接的か間接的に答えられる仮説と仮説を検証する観察データがあれば範囲内となる。私より年配の人たちは「調査なくして発言なし」と言っていたが、この範囲を示していると思う。二〇世紀前半に論理実証主義者が影響された「語り得ないことについては沈黙せねばならない」というウィトゲンシュタインの言葉も参考になる。沈黙は言い過ぎでも、仮説とデータがないとモノは言いにくいし、結果の解釈(考察)も行いにくい。

医学部は人間を観察対象としているので、直接に検証するには人間のデータが必要である。

これを分析するための方法論が疫学である。人間の観察データがなければ、動物実験、細胞実験、分子レベル、遺伝子レベルのデータから、間接的にでも、必要ならば何とか推論することになる。単に曝露(もしくは病因物質)の存在証明に終わることもある。これらは全て人間の病気の発生や予防のレベルから見ると間接的な証拠でしかない。この直接と間接が、第一章のように日本の医学ではしばしば曖昧になったり逆転したりする。

間接的な証拠すら全くない場合は、もっぱら価値判断になる。何を価値の根拠と置くかは、ベンサムの功利主義、カントの道徳哲学、アリストテレスの美徳など様々であり得る。NHK教育テレビや本でも話題のハーバード大学の大人気講義(「白熱教室」)、サンデル教授の政治哲学講義は、価値の根拠に関する基本的な知識を現実社会の問題として分かりやすく考えさせてくれる。もちろん、科学的根拠がある場合にも価値の割り当ては重要である。大事なのは、何が明らかで何が足りないのか、足りないものをどう補うか、整理することである。「患者認定は医学的判断」と言いながら、実は補償するお金が足りなくなることの話題が陰に陽に混入するのは、環境省による水俣病の認定問題である。整理できていない(整理したくない?)典型例である。

仮説のレベル

なぜ、現代になっても要素還元主義的研究や「メカニズムの判明」が必要と勘違いされる

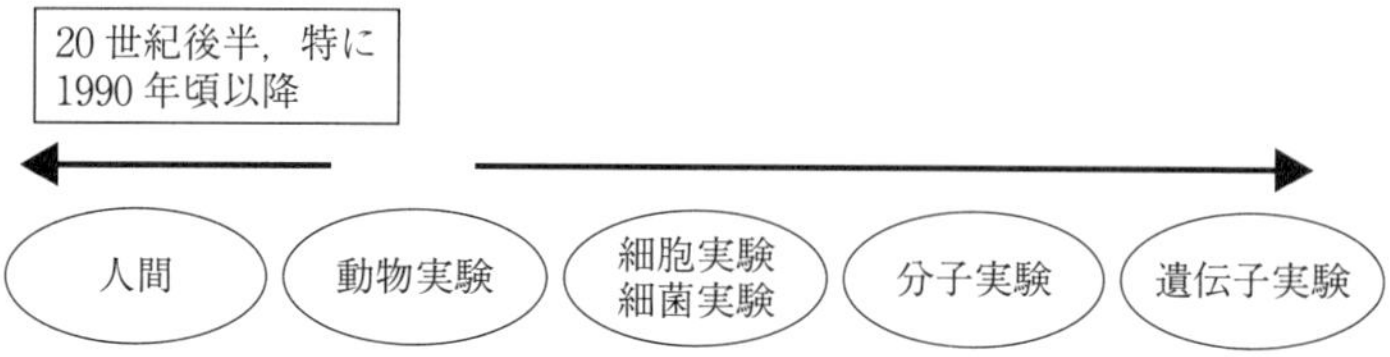

図 6　研究対象の広がりと発展

のだろうか。これは、科学の基本が希薄なため、仮説のレベルが混同されている理由が大きいと、私は整理する。図6をご覧いただきたい。ベルナールやコッホの時代には、動物実験が医学研究の方法論であり、それを人間に役立てようという目的があったとしても、研究の直接の対象は実験動物であった。医学の科学化は、ベルナールが述べたように、動物の実験から意識された。そこから二〇世紀に入って、細胞実験へと拡大した。栄養を含んだ寒天培地で増殖する細菌とは異なり、次の段階のウイルスの培養をするには生きた細胞が必要であった。さらに二〇世紀の後半には分子や遺伝子へと研究対象は拡がった。こうした研究対象の拡がりを、日本の多くの医学部では他の学部に頼らずに医学部内で対応してきた。今でも医学部の中で、いずれの実験レベルの仮説や対象でも対応できる。

一方、人間を直接対象とした観察研究は二〇世紀の後半から本格化した。タバコと肺がんの論争がきっかけとして大きい。慢性疾患の原因を追究する必要が出てきたのである。感染症や栄養不足のような急性疾患では決定論でもおおざっぱに対応できるが、原因が作用していない人たち(例えば非喫煙者)での発症も気になるのが慢性疾患だ。慢性疾患の疾病原因を探るために、アメリカ合衆国ボストン市郊外フラミンガムでは、住民全体を対象者とする大規模なコホート研究が立ち上がった。ちなみにフラミンガム研究で検証された仮説は、「高血圧の人は、正常血圧の人に比べて心臓血管疾患を発症する率が高い」、「血液のコレステロール値が高いと、心臓血管疾患に罹るリスクが高くなる」、「習慣的な喫煙とアルコールの摂取は、心臓血管疾患の発生率を上昇させる」、「心臓血管疾患の発症は、糖尿病の患者に多い」など、今日私たちが健康管理の際にやかましく言われるおなじみの項目がたくさんある。もちろんこれらは実験結果ではない。そして複数のレベルの仮説や対象に対応できるはずの日本の医学部が、肝心の人間のレベルには対応できていないのだ。

人間レベルの研究は科学の発達、とりわけ文法としての統計学と計算機の発達で、自然の揺らぎの処理や多くの原因が及ぼす影響を解きほぐして整理することにより可能になった。図6の右(ミクロ)の方向だけでなく、第二次世界大戦後の二〇世紀後半には、左の方向への研究、すなわち医学の目的そのものである人間の方向へと研究対象が拡がっていった。

不思議なことに日本にはフラミンガム研究を知っている医学研究者は多いのに、科学としての実感(下部構造)が伝わっていないようだ。第一章で示したようなことが現実として起こるのも理解できる。日本では「科学とは何か」が問われもせず、人間の研究が科学と考えられず、実験が必要条件と勘違いされた上に、仮説や観察対象のレベルの混同が放置された。人か、実験動物か、細胞か、遺伝子か、分子か、原子か、あるいは素粒子か、など、いずれを観察しデータを集めることを仮説が要求し根拠となすのかという点が、整理されずに曖昧なままだ。仮説や観察対象のレベルは研究成果の適用対象とも直接関連する。研究成果を適用する対象と同じ観察レベルだと研究成果がすぐに役に立ちやすく直接的だ。

観察対象の個体の単位や観察レベルの整理は生物学研究では重要である。生物学研究では *in vivo*（イン・ビボ）実験と *in vitro*（イン・ビトロ）実験の区別が日頃から強調されている。*in vivo* とは生体（生きている個体）内でという意味であり、*in vitro* とは試験管内でという意味である。そして両者の研究の結果のうち、*in vivo* の結果の方が重視されることは、医学部の研究者なら誰でも知っている。医学生物学において個体の成立は重要である。従って、人間のレベルの仮説と動物のレベルの仮説との逆転・混同は全く不思議な現象である。なぜ海外留学も盛んに行われていた二〇世紀後半の日本の医学部でこんな事が起こったのかについては別の機会に譲りたい。ただ、日本の科学研究がかくも異質であることは、当の医学研究者自身の想像を絶していたのだろう。このような日本の医学部での非常に古い独特の医学の考え方を、私は「日本の医学部の一〇〇年問題」と呼んでいる。

ところで、物理学や化学で要素還元主義が問題とならないのは、例えば化学で言うと、分子が観察の一単位であり、分子のことを問うている時に素粒子の話など持ち出さないからである。物理化学という分野で、素粒子レベルが必要な時にだけ論じることになる。化学は素粒子を問題としない。これと同様に医学研究も、通常は細胞や遺伝子・分子単位を問題にせず、できるだけ人を対象とした医学研究に集中するという整理をしてはいかがだろう。他の学部でもやっている細胞や遺伝子実験などは、できるだけ他学部にまかせるのだ。

しかし、医学は人ひとりが単位なのに、簡単に人未満の単位の話が何の批判もなく持ち出されているのが現状だ。これでは科学研究の対象は、どんどんレベルを細かくできてしまう。人間、動物、細胞、遺伝子、有機分子、分子、原子、素粒子、…。新しい知見は、レベルを細かくするとどんどん見つけやすくなる。ところが、従来の遺伝学、発生学、細胞生理学、他のいかなる生物学も(もちろん医学も)、分子生物学の法則には還元されていない。[15]

要素還元主義だけでなくメカニズムをも厳密に追求するとしたら、人間レベルのメカニズムは直接的に人間レベルの研究で明らかにするしか方法はない。ところが現実は、人間レベル未満の実験で明らかにしている。従って、「Ａ→Ｚ」の因果関係において、「Ａ→Ｂ→Ｃ→Ｄ→…→Ｙ→Ｚ」のメカニズムの「Ｂ→Ｃ→Ｄ→…→Ｙ」の部分が人間未満のレベルの実験で得られている場合は、ＩＡＲＣの発がん分類と同様、判明したメカニズムが人間で成立している保証はないのである。そもそも知りたいのはＡがＺを引き起こすということであり、メカニズムの判明自体が目的ではない。ところがこのような点を押さえず、疫学者と名乗る人でさえ仮説のレベルを混同していることがある。

一方、医学・生物学の研究の中にあっては珍しく、疫学では途中をつなぐメカニズムをブラックボックスにしたまま、要因と疾病あるいは健康との因果関係を検討することができる。例えば妊娠中に経口エストロゲンを使用すると出生女児が一五〜二〇年後に膣がんになるリスクが増加するという疫学研究は、間をつなぐ生物学的メカニズムが不明のままでも貴重な情報を与えてくれる。逆に、生化学、生理学、分子生物学などのように、ある要因と疾病との関係を一つ一つの生物学的メカニズムでつなぐという因果関係の立証については、疫学は得意ではない。疫学研究とメカニズム追求型の生物学研究はそれぞれ補いあう関係にある。[16]

得意不得意の問題ではない。仮説と対象のレベルが、疫学研究と生化学、生理学、分子生物学などとでは異なるだけである。科学研究の構造と目的を考えずにイメージでメカニズムを論じてしまうからこうなってしまう。あらゆる科学研究においてブラックボックスがあると言えるし、逆に、科学がシンプルを好むことを考えれば、ブラックボックスなどなく仮説があるだけだ。何も疫学研究だけの特徴ではない。

要素還元主義の悪用

要素還元主義は悪用される。JT（日本たばこ産業）を含む世界のタバコ会社は長年にわたり、タバコ喫煙と肺がんとの因果関係に関して「メカニズムがまだ証明されていない」と、因果関係を認めてこなかった。一九九〇年代には、タバコに含まれている物質ベンツピレンが作用して、がん抑制遺伝子の一五七、二四八、二七三のコドンに変異が生じることが示された。更にこの変異は、人の肺がん遺伝子の通常位置でも発見された。それまでのタバコ会社の主張の路線を維持するなら、ここでタバコの発がん性を認めるのが筋だろう。

しかしここまで示しても、ＪＴを含むタバコ会社の多くは主張を一向に変えないため、「メカニズムがまだ証明されていない」という要素還元主義やメカニズムへのこだわりが、単なる逃げ口上に過ぎないことも分かってきた。さらに、海外のタバコ会社は*Mutagenesis*という国際的医学雑誌の編集委員と組んで、前述した研究を目立たない一意見に過ぎないと葬ろうとした。これがタバコ会社の内部文書の公開で明らかになり、*Lancet*という有名医学雑誌に発表された。[17] 因果関係を明らかにして欲しくないという強い気持ちが入ると、目に見えないゆえに強引な論理が押しとおされてしまう。要素還元主義は、時間稼ぎにはもってこいである。その間に「正常な使い方をして明瞭な害のある唯一の商品」（米ＣＤＣ長官の発言）であるタバコを売りまくってしまえる。

ちなみに、人間における喫煙と肺がんや肺気腫の因果関係の証明は、今から約半世紀前、一九六四年のアメリカ政府からの『喫煙と健康』という報告書までに済んでいる。その後、様々な手段を用いたタバコ会社のがんばりは壮絶だった。一方、タバコ会社にだまされ続けて喫煙割合が増えた日本人の情報不足と、それを許した日本の医学部の現実離れに、私は驚くばかりだ。確信犯的な意図や言い訳で、科学の名のもとに要素還元主義を使われると普通の人々は言いくるめられてしまう。そして無駄な時間が経ち、被害者が増えてしまう。

要素還元主義の問題は日本で起きやすい。科学教育の専門家である板倉聖宣氏が書いた『模倣の時代』(仮説社)には、脚気という日本の国民病の研究と対策において迷走した日本の医学者たちが詳細に描き出されている。日露戦争の戦傷病死者総数約八万五六〇〇人中、脚気による死亡者は約二万七八〇〇人(三二・五パーセント)を占める。日露戦争は戦闘が激しく即死の者が多かったので、その即死者四万八四二八人を除くと、脚気死亡者は全体の約七五パーセントを占める。一方、傷病者は、約三五万二七〇〇人中、約二一万二七〇〇人(六〇・三パーセント)が脚気患者である。つまり日露戦争で大日本帝国軍の兵士の多くは戦わずして死んでいったのである。海軍ではなく、主に陸軍で。

こんなことが起こってしまったのは、人での実証研究により海軍ですでに脚気の原因が明らかにされ予防法が開発されていたにも拘らず、陸軍でそれを頑として実行させなかった陸軍軍医森林太郎(森鷗外)らの考えがあったからである。彼らは、データを重視せず、論理的思考もせずに、当時成果を挙げていた細菌学の概念に固執し「脚気菌」のようなものを漫然と追求し続けていた。これを克明に描いた『模倣の時代』というタイトルは、模倣ではなく創造性こそ必要であることを強調したタイトルである。ところが、現代もなお、医学は創造性どころか海外の研究の模倣さえできず、明治時代に輸入した科学の考え方を引きずって日本独特の状況に育ててしまっている。だから、過去の失敗の反省もされないまま対策の遅れが繰り返される。第三章では、このような実例を取り上げたい。

第二章のまとめ

① 科学には仮説と仮説に基づく観察データが必要である。機械を使うことが科学ではない。

② 実験は科学の必要条件ではない。

③ メカニズムと要素還元主義は、ベルナールの決定論と細菌学のミクロの観察から発達してきた。

④ 人間の観察ではなく、動物実験やメカニズム、ミクロの観察を科学の必要条件であると考えるのは、仮説のレベルを整理できていないためでもある。

3 科学と社会

因果推論の遅れがもたらす問題

失敗から目を背けるあまり、結果として、「まさか」という致命的な事故がくり返し起こっているのだとすれば、失敗に対するこの見方そのものを変えていく必要があります。[18]

日本で実際に起こった要素還元主義に基づく失敗例

科学に関する認識のずれは時間のずれとして現れる。その矛盾は疾患のアウトブレイクと呼ばれる病気の発生が急速に拡がり対策が必要な状況で、とりわけ観察可能である。第二章で説明したように、要素還元主義やメカニズムはどんなに狭い分野においても無限の探求を要求する。アウトブレイクでは対策を先延ばしにする逃げ口上としても、なかば確信犯的に使われてしまう。医学研究者も行政担当者も、しばしば要素還元主義による病因物質等の判明や「メカニズム」の特定を科学そのものであると勘違いしている。専門家の勘違いが社会に反映し、社会の問題として現れてくる。以下に紹介する事例や掲載しきれない他の多くの事例では、医学研究者や行政担当者は、要素還元主義的な結果がまるで必要条件であるかのように振る舞う。仮説と対象も具体的に考えていない。その結果、予防のために必要な原因への対策が遅れてしまう。つまり、すでに判明している目の前の原因への対策を、要素還元主義が遅らせるという害作用になる。すると「科学の発達」により、皮肉にも対策が遅れる。

仮説のレベルや科学を取り違えると、科学的証拠がはっきりしていても、対策を実行しない事態が頻発することになる。本章の事例や他の多くの事例は、要素還元主義にこだわる態度が、役に立つことを大きな目的とする科学とは相容れない部分を持っていることを示している。病因物質名が分かったところで、原因食品や原因施設が分からなければ対策は実行できない。例えば一九九六年七月の堺市での腸管出血性大腸菌O157：H7による大食中毒事件では、病因物質が腸管出血性大腸菌O157：H7であることはすぐに分かったが、原因食品が分からなかった。そのあげく法律で定められた調査分析も行われないまま、カイワレと発表されてしまった。この発表の以前に疫学調査(横断研究)が行われたように誤解されているようだ。[19] 疫学調査の分析は、八月初旬の厚生省におけるカイワレとの発表以前には行われていない。また、食中毒事件で行われるのは横断調査ではない。なお原因施設の一つが学校給食施設であることは当初から分かっていた。

森永ヒ素ミルク中毒事件

一九五五年夏、六、七月頃から、岡山大学医学部小児科外来や岡山赤十字病院は、皮膚を黒くし、お腹がふくれあがって弱々しく泣いている乳児を抱えた母親でごった返した。これが約一三〇人の死亡者、約一万三〇〇〇人の中毒患者を出した森永ヒ素ミルク中毒事件である。森永乳業は、同業他社との競争もあり粉ミルクの需要が増える中、製品に防腐剤を添加するようになった。その防腐剤として投入されたリン酸塩が食用のものではなかったために、不純物としてヒ素が混入していたのだ。食用ではないリン酸塩が転売される過程で、いつの間にか食用に化けていたのである。

岡山赤十字病院では、早くから、患児の多くが森永の粉ミルクを飲んでいることに気付いていた。そして、このような患児のカルテには識別マークをつけ、外来では医師が患児の母親に対して森永の粉ミルクは飲まないように指導さえしていた。それなのに、どの医師も、食品衛生法で義務付けられている食中毒の届出をしなかった。森永の粉ミルクを飲ませようとする母親がその危険性を知る機会は、ほとんどなかった。以下、当時の岡山大学小児科、浜本教授の手記から引用し整理して示す。[20]

八月一九日、岡山赤十字病院で患者が森永の粉乳に原因があるとして動揺していることを助教授から伝え聞いた岡山大学医学部小児科浜本教授は、事態が容易ではないことと思い、助教授に対し「確証のないことを周囲への影響を顧みず公言することは慎むべき」と戒めた。助教授は「もちろん科学者の立場を考えて慎重に扱ってきて、教授へのご報告も差し控えてきたのですが、すでに粉ミルクに原因があることを相当疑っており、農薬でも混じっているのではないか」と答えた。しかし、これに対して、教授は「農薬は神経症状が中心だからどうも違う様に思う」と意見を述べている。小児科の医師達は、随分前から粉ミルクに原因があると気付いていていた。粉ミルクが体に悪い影響を与えていることは十分に認識しているのにも拘らず、粉ミルクの中に何が混入しているのかとか、粉ミルクが腐敗しているのかとかを区別することが「慎重」であり、「科学者の立場」であると考えていた。

八月一九日午後四時になり、森永乳業の徳島工場長と岡山出張所長が岡山大学医学部小児科学教室に来たので、助教授と共に、浜本教授は教授室で応対した。森永の工場長と出張所長の用件は、「岡山赤十字病院で森永の乳が悪いと言って患者が騒いでいるので、誠に迷惑に思う」との抗議のための来訪だった。教授は、「誠にもっともな事であり、けさその事を聞いて驚いた所だ。その様な性質の事柄を、証拠も挙らないのに他言するのは間違いである。岡山赤十字病院でそんな事を不用意に母親に言い渡すのは間違いではないか」と答えた。森永の岡山出張所長は「それについて、けさ岡山赤十字病院へ行き、迷惑と思うと述べた所、森永粉乳が怪しいと言ったのは、岡山大学の小児科であると言われたので、それを糺しに来たのである」と言った。浜本教授は大いに責任を感じ、横にいる助教授に対し「その様な事を岡山赤十字病院へ流すのは早過ぎる。この為に多数の人々に迷惑を及ぼす結果になりはせぬか、誠に残念である」と言った。

そうすると、助教授はかなり反抗的に、「いやそう言われるが、この問題はよほど注意せねばなりません。疑わしい点が深い。私も医局員一同も、既に森永粉乳に原因のある事を相当深く信ずるに到っている」と反論した。一方で、浜本教授は、森永の工場長と出張所長に対しては、「たとえ、これが単なる噂であったとしても、万一これが新聞紙上にでも報道される様な事があれば大変に迷惑される事と思うから、その点十分に新聞社に了解を得ておくべきである事を注意し、更に一方集乳から生産過程をこまかに反省して不安な個所を是正しておく様に」と注意した。

しかし森永の岡山出張所長はむしろ憤然として「そういう事は絶対にない」と強調し、「万一そういう事があれば……」と会社のために十分に主張した。教授はこのような所長の意見も、誠に無理のないことと思ったが、その調子がやや強過ぎたので、工場長と岡山出張所長に対しても、「私は今のところ、森永粉乳に原因があろうとは信じていない。しかし原因の所在が全く分らないのだから、これから何事が起るか分らない。あまり思い切った事を言うのは考えものだ」と忠告した。しかし、教授が粉乳とは考えていない事を知り、工場長と岡山出張所長は安心して帰った様子だったという。もし、その時もう少し真剣に粉ミルクの問題をとり上げていたらと、今にして考えると患者にも、森永にも誠に気の毒な事をしたものだと思っていると、浜本教授自身も述べている。

この八月一九日の森永の工場長と出張所長とのやり取りの中で、浜本教授は、「しかし原因の所在が全く分らないのだから、これから何事が起るか分らない」と言っている。しかし、全く分からないのではない。原因食品は森永粉ミルクであると、ずいぶん前から教授自身も教室員も病院の職員も思っていたのだ。ここでもやはり、要素還元主義が邪魔をしている。

浜本教授は、森永粉乳の中のヒ素の分析検査を法医学教室に依頼していた。その後、法医学の教授から検出されなかったと連絡を受けたが、浜本教授はさらに検査をして欲しいと依頼し、あくまでも手元での病因物質検出に固執した。その際に法医学の教授から食中毒疑いの患者を診察したら届出るという食品衛生法の届出義務を教えてもらい、慌てて岡山県衛生部長に電話をしたのである。森永粉ミルクが回収されだしたのは、その翌日の八月二四日だった。地元山陽放送ラジオが、「とにかく森永の粉ミルクは保健所に持ってこい」と呼びかけることになる。しかし、この岡山大学医学部小児科教授の科学的誤りが教訓になることは全くなく、以降も現在に至るまで日本で同種の事件が何度も繰り返されることになる。

水俣病事件

森永ヒ素ミルク中毒事件の翌年、一九五六年五月一日、熊本県水俣保健所に、今まで見たことがない神経症状を呈する患者に関する届出が、水俣市のチッソ附属病院の医師からあった。水俣病事件が「公式に」認識されたのはこの日からである。

さて、この水俣病事件は、半年後、この年の一一月三日には、すでに誰もが納得する原因が分かっていた。水俣病事件は食中毒事件であり、水俣湾産の魚介類が原因食品なのである。食中毒事件で原因食品が判明したのなら、法に基づいて調査報告し、ヒ素ミルク事件でのラジオ放送のように、後は全力でその食品を市民が食べないようにあらゆる手を使うだけである。一九五六年の厚生省公衆衛生局環境衛生部食品衛生課編による全国食中毒事件録には、原因食品が「水俣湾内産魚介類」、病因物質が「目下追求中」と記されている。この時にいち早く対策を取っていたら水俣病患者は五〇人程度だったのにと四日市ぜんそくの調査を行った三重大学の吉田克己名誉教授は残念がっている。通常の食中毒事件処理がなされていれば、同じように原因食品を食べてメチル水銀関連症状がある家族内で認定結果が分かれることもない。他の食中毒事件からも分かるように、認定問題でもめることはなかっただろう。

水俣病事件では、その後、魚介類が原因食品であることを揺るがす他の原因は、検証どころか提示すら一切されていない。漁民が腐った魚を食べたという「アミン説」とか、水俣湾に沈められた機雷からの毒物が水俣湾に溶け出して魚を汚染した「機雷説」とか、タリウム説、セレン説、マンガン説など、全て魚が原因であることを言っているのだ。魚が汚染されている「原因」についての議論はあっても、原因食品が水俣湾産(後に不知火海産)の魚介類であることには一切異論がなかった。水俣病を発生させないのが目的なら、原因食品の魚介類の喫食を禁じるのが一番早く劇的な効果をもたらす。水俣病は食中毒症である。

熊本県は一九五七年、食品衛生法を適用して、水俣湾産の魚介類を食べることを禁止しようとした。一九四九年の浜松アサリ貝事件で病因物質不明のまま食品衛生法を適用し効果を挙げた前例があったので、それを見習ってのことである。食品衛生法の適用は、保健所長の判断で行えば良いのだが、この時、熊本県は、どういうわけか厚生省に問い合わせをしている。一九五七年九月一一日に厚生省から届いた回答は以下のようなものであった。

- 水俣湾特定地域の魚介類を摂食することは、原因不明の中枢性神経疾患を発生する恐れがあるので、今後とも摂食されないよう指導されたい。
- 然し、水俣湾内特定地域の魚介類のすべてが有毒化しているという明らかな根拠が認められないので、該特定地域にて漁獲された魚介類のすべてに対し食品衛生法第四条第二号を適用することは出来ないものと考える。(傍点、著者)

この回答によって、浜松アサリ貝事件で効果のあった食品衛生法が、水俣病では適用できなくなった。回答の「水俣湾内特定地域の魚介類のすべてが有毒化している」ことに関して、どのようにして根拠を得るのかは定かではない。そもそも歴史上誰もこんなことを試みたことはない。全部の食品が汚染されていることが証明された集団食中毒事件など前代未聞だ。森永ヒ素ミルク事件でもすべてのミルク缶が汚染されてはいない。「すべてが有毒化している明らかな根拠」とは、何か物質を検出することを想定していると思われるので、要素還元主義的な汚染物質の存在証明を想定していたのだろう。ここでも要素還元主義が弊害をもたらしている。

科学技術社会論の藤垣教授は、「患者の発見が一九五六年、水俣病裁判の提訴開始が一九六九年、因果関係のメカニズムの特定が一九九八年（西村によるもの）である」[19]と注釈に書き、メカニズムの特定が科学的合理性であるかのように述べている。しかし、メカニズムの特定は科学的合理性の必要条件ではない。特にこの場合、「メカニズムの特定」は、西村という人が日本語の本に書いたのが一九九八年であったというにすぎない。この「特定」がまとめられた西村と岡本による『水俣病の科学』（日本評論社）には根本的批判も多い。何らかの反論が一つでもあると、それは「メカニズムが特定されていない」ことになり、水俣病の考え方のみならず裁判や患者への補償にまで影響するというのだろうか。仮説も明瞭でない一人の信念が、科学的合理性であるかのように語られて判断の時期を著しく遅らせかねないところが、要素還元主義やメカニズム論の恐ろしさでもある。

一九六八年、チッソの排水が止まった四ヶ月後に、チッソの排水が水俣病の原因であったことを、日本政府は発表したが、基本的なメカニズム（水俣湾の魚介類を食べ続けると発症する）は水俣病公式確認の半年後一九五六年内に分かっていた。このようにメカニズム論や要素還元主義は、対策をとらない理由探しにうってつけである。水俣病事件は、今日まで、食品衛生法で義務づけられた調査も報告もなされていない。これは堂々たる法律違反である。

なお、ずっと後の一九九〇年に、環境庁・厚生省・農林水産省・通商産業省は連名で、水俣病で食品衛生法を含む一切の対策をとらなかったことに関して次のように見解を述べている。一九五七年当時の理由とは全く別の理由が加わっているのが興味深い。

・国としては、原告側が主張するような規制権限の法的根拠はなく、水俣病の原因物質も明らかになっていなかった当時の状況のもとで、行政指導を中心にできる限りの対応をしたものであり、(中略)具体的には、①食品衛生法による規制については、上記のように原因物質が判明しておらず、かつ、有害な魚種、その漁獲場所等も特定されていなかったので、販売禁止等の強制的な処分は不可能であったこと、(後略)(傍点、著者)

なお、食品衛生法で通常用いられる用語は病因物質であり、「原因物質」というのは誤りである。右記四省庁は、物質名が分からなければ原因食品が分かっていても対策をとれないと言っているのである。ここでも要素還元主義が言い訳に使われている。ところが、日常の保健所業務では、病因物質が分かる前に原因食品や原因施設が分かっていれば食品衛生法を適用して対策をとっている。保健所を指導しているはずの日本の省庁は、こんな日常的な常識を理解していないのが分かる。自分たちの失敗を隠したいという意図があるのかも知れないが、食中毒事件として検討してから三五年ぐらい経ってから、まだこんな見解を厚生省や環境庁は出していた。

コラム：原因施設、原因食品、病因物質、および科学研究における仮説

食中毒事件は食中毒統計として毎年統計が取られている。一つの食中毒事件は、原因施設、原因食品、病因物質の三つの側面から、別々の集計へとまとめられる。これは、つまり、私たちが漠然と考える「食中毒の原因」に関して、少なくとも三つの見方があることを示している。

一方、食品衛生法のように行政処置が決められていると、仮説は、その行政処置が適用される対象によって決まる。つまり、行政措置から仮説の枠組みが定まってくる。食品衛生法に基づく行政処置なら営業停止・営業禁止、あるいは回収命令がそれに相当する。食品衛生法による法的措置は、原因施設が調査により判明すれば営業停止、原因食品がまだ流通していれば回収命令である。病因物質はこれらに先行して判明することがあるが(例えば症状発症前でも収去と言われる検査により食品に見つかることもある)、法的措置は病因物質判明を待つ必要はない。待っているとその間に被害が広がる。そもそも新しく出現した病因物質は判明不可能である。既知の病因物質でも、検査法は病因物質によって異なり、検査した範囲でしか発見できず時間がかかることがある。

和歌山市ヒ素カレー事件

一九九八年七月二五日土曜日の午後七時頃に発生した和歌山市ヒ素カレー事件だが、この事件が食中毒事件であったことを認識している人は少ない。日本の行政もメディアも、病因物質が化学物質の場合や混入が意図的であることが疑われる場合には、食中毒事件と言わずに「毒物中毒事件」と報告したり報道したりすることが多いためでもある。しかしこれは間違いである。食中毒事件としてのニュアンスが消えることは危険ですらある。

和歌山市保健所はこの二五日の消防局からの通報で午後八時一〇分に情報を収集し、午後八時半には現場に到着して食中毒事件としての調査を開始した。午後九時一〇分には電話で医療機関に問い合わせる調査も開始した。午後一一時半に集めた情報を元にミーティングを開始した。

七月二六日日曜日、午前〇時には記者会見し、黄色ブドウ球菌毒素による食中毒事件としての解説をしながらも、確定できないとしている。午前三時過ぎ、最初の患者が死亡し、その情報が午前四時にファックスされるも気付かれなかった。その後、七時三五分、七時五四分、一〇時三〇分と相次いで死亡が発生している。午前九時半には「園部第一四自治会食中毒様症状対策本部」を保健所は設置している。そして、午前一〇時に和歌山県警が青酸を検出したとのテロップがテレビに流れて、東警察署に保健所員が出向いて報道メモを入手し、青酸化合物の反応が数人の吐瀉物から検出されて警察署に「園部における毒物混入事件捜査本部」が設置されたことを保健所は確認した。昼頃、保健所員は、日本中毒情報センターにシアン中毒に関する情報を取り寄せ、警察にシアン検出の詳細について問い合わせたが、警察署に断られる。午後三時半に東警察署の対策本部に再度電話したが断られている。

七月二七日月曜日、午後五時二〇分、厚生省保健医療局長ら五人が来訪した。これは、この日の臨時閣議で厚生大臣が、今後現地の状況に応じ厚生省として適切な治療の確保など迅速、的確な対応を図る旨の発言をしたのを受けたものである。しかし、この厚生大臣の発言からは、「食中毒(様)」の言葉は全く消えている。

七月二九日水曜日、午後二時より対策本部を「園部毒物混入事件和歌山市対策協議会」に組織変更。ここでは、国、県、警察、議会との連絡調整も行われるようになる。八月二日日曜日、県警捜査本部からヒ素検出の連絡を受ける。午後六時五分より県警がヒ素検出に関する記者発表をした。[21]

和歌山市保健所が要素還元主義に振り回されていることがよく分かる。だが、当初の「食中毒様症状対策本部」、あるいは「様」や「症状」を抜いて「食中毒症状対策本部」や「食中毒対策本部」で良かったのである。

結局、この事件に関して食品衛生法に基づいた食中毒事件としての通常の調査と報告が行われたのか否かは不明である。当時の厚生省も食中毒事件としては認識できていない(『公衆衛生情報』一九九八年一一月号の座談会で厚生官僚は食中毒事件でないことを前提に対談している)。ただ事務次官会議では、厚生省は食中毒事件として報告したらしい。和歌山市の報告書は、食中毒事件のものではないので、食品衛生法に義務づけられたことは行われていないだろう。保健所も厚生省も「食中毒事件」を「病因物質が細菌もしくはウイルス」と勝手に決め込み、病因物質が化学物質の食中毒事件を食中毒事件でないとしてしまっている。

タミフルの問題

ここ数年、抗ウイルス剤のタミフルによりインフルエンザ患者が飛び降りて死亡するような異常行動が起こりうるのかどうかが話題になってきた。二〇〇六年一〇月末、横浜市立大学小児科教授・横田俊平氏を中心とする厚生労働省の研究班は、タミフルの使用・不使用と異常言動との関連性に有意差は認められないと発表した（厚生労働科学研究費補助金平成一七年度分担研究報告書「インフルエンザに伴う随伴症状の発現状況に関する調査研究」）。これをもって、その後、当時の柳澤厚生労働大臣をはじめ厚生労働省は、タミフルと異常行動との因果関係はないという立場を貫く。

ところでこの報告書では、タミフルが一日二回服用するようにされている薬（つまり一二時間程度で有効レベル以下に血中濃度が下がってしまうことを意味する）なのに、六時間から一二時間毎のデータが示されただけで考察されていない。一週間全部を含めた分析だけを示して有意差がなかったとしている。影響があったとしてもそれは薄まり、有意差も出にくくなるのは当然だ。報告書の表では、六〜一二時間程度の短い時間間隔での分析結果が、極めて明瞭な有意差を示し、その影響の程度も大きく、非常にはっきりしていることがわかる。しかしこれが言及されていないのだ。また、それまでの症例報告では発症初期に異常行動が出ることも知られている。これはデータ解釈としては基本的なミスである。

データを素直に読めば、因果関係があると読める以上、因果関係を口の上で否定しても、現実の状況に対応できるわけがないことは予想できた。タミフル投与に制限を加えるなどの措置を取らなかったので、予想通りタミフル投与後の異常行動の報告が相次ぎ、翌年三月二一日、厚生労働省は因果関係否定のままとはいえ、添付文書の警告欄に「一〇歳以上の未成年の患者に、原則として使用を差し控えること」を書き加え、医療関係者に緊急安全性情報を出して注意喚起するよう指示したと発表せざるを得なくなった。

二〇〇七年五月の東京大学でのシンポジウムでは、横田教授自身が筆頭著者である二〇〇六年一〇月末の研究報告書中に、明瞭な異常行動の増加と有意差が、明確に記載されていることが、二人のシンポジストから指摘された。

ところが横田教授は、この「インフルエンザに伴う随伴症状の発現状況に関する調査研究」報告書の目的は、そもそもタミフルと異常行動の因果関係を調べるものでなかったと言い訳をした。横田教授はこう述べることにより、はっきりとした明瞭なデータを、まるでなかったもののように取り扱ったのである。そして、横田教授はタミフルの副作用を調べる研究班に、今後、神経内科の大脳辺縁系の研究者を付け加えるつもりだ、と問題をさらに先送りにすることを意味する発言をした。大脳辺縁系に注目するのは、ここが異常行動を起こすと言われているという理由のようだ。

これなども、要素還元主義やメカニズム論により結論が無用に先送りにされた典型事例だろう。ここで私が改めて言うまでもなく、薬の副作用の判断をする際に、副作用が生じた臓器の専門家を入れなければならない決まりはない。判断に必要なのは薬害や因果判断の基礎知識をもつ人材である。副作用の判断(因果判断)についての基本的知識をもたない横田氏が、薬の副作用の検討をするのに相応しい人物ではなかったことは明らかであった。タミフル研究班に限らず、例えばエイズ研究班も同様だった。薬の副作用をどのように行政当局が知り、それをどのように対策に繋げるのかを、委員の医師らは知らないようだ。

その後、タミフルと異常行動との因果関係を厚生労働省が「分からない」とする際の根拠にした報告書が出た。大阪市立大学の廣田教授の研究報告書である。この報告書に関しては、二〇〇八年末の日本臨床薬理学会のシンポジウム会場で、満場一致でその分析方法が間違っていることが確認された。シンポジウム会場ではむしろ、このあまりに明白な誤りに関して、誰が厚生労働省にこの誤りを伝えるのか、ばかりを議論していた。こんな重要で明らかなことが日本では全く伝わっていないのだ。この非常に基本的な間違いを指摘して、先の横田報告書の件も触れながら国際誌に投稿したところ、国レベルでの大間違いの珍しさも手伝ったのか、すぐに掲載された(Yorifuji T, Suzuki E and Tsuda T: Oseltamivir and abnormal behaviors: True or not? *Epidemiology* 20: 619–621. 2009)。

新型インフルエンザの流行でも、タミフルは盛んに使われたらしいが、調査はされていないようだ。死に至る程度の異常行動もあったらしい。なおタミフルの添付文書(どの医薬品にも付いている使用説明書き）には、重大な副作用の項目として「意識障害、異常行動、譫妄、幻覚、妄想、痙攣等があらわれることがある」と書いてある。従って、タミフルにおいて異常行動をその副作用として厚生労働省がなぜ認めないのかが、私には全く理解できない。

最高裁判決は科学的証明にデテルミニスムを想定している

さて、科学に関する誤解は医学分野だけではない。法律分野も見てみよう。

裁判所の判決でしばしば引用され、その後の公害事件裁判や医療事故裁判に大きな影響を与えた一九七五年一〇月二四日の最高裁第二小法廷判決、いわゆる東大ルンバール事件判決は、訴訟上の因果関係に関連して、自然科学的証明を次のように述べている。

訴訟上の因果関係の立証は、一点の疑義も許されない自然科学的証明ではなく、経験則に照らして全証拠を総合検討し、特定の事実が特定の結果発生を招来した関係を是認しうる高度の蓋然性を証明することであり、その判定は、通常人が疑を差し挟まない程度に真実性の確信を持ちうるものであることを必要とし、かつそれで足りるものである。

つまり、この判決は自然科学的証明を、「一点の疑義も許されない」立証と示しているのだ。ところで、一点の疑義も許されない自然科学的証明など本当に現実に存在するのだろうか？　例えばダーウィンの進化論は、未だに疑義だらけとして反論されまくっている。旧約聖書の記述と両論併記して教えなさいと主張されている国もある。疑義はいっぱい存在するのだ。しかし、ダーウィンの進化論で述べられたことはおおむね正しいと思われている。

かつて、あの数字の如く神は世界を構成したと絶対視されたニュートンの力学法則も、二〇世紀になって量子力学と相対性理論により成り立たない場合があることを示された。二〇世紀の科学哲学者であるカール・ポパーに至っては、この力学法則から量子力学・相対性理論への転換などの例を踏まえて、科学的知見が一時的なものであることを強調した。科学的知見はその時点で正しいと認識されていても、将来的にも正しいという保証はないと。

ポパーは、仮説（理論）は反証されるまで保持され、反証しやすい仮説ほど優れた仮説と言っている。つまり「一点の疑義も許さない」科学理論など、科学の範囲外と言われてしまうのだ。従って、東大ルンバール事件判決は、ポパーの考えでは、科学の考え方とは全く反した言い方をしていることになる。科学の学説は、あらゆる疑義に対して常に開かれている。「一点の疑義も許されない」なんてありようもないのである。しかし、日本の法律関係者のほぼ全員は、東大ルンバール事件判決を疑っていないので、「一点の疑義も許されない自然科学的証明」が、まるで実際に存在するかのように思い込んでいる。

ちなみに、私はかつて、東大ルンバール事件判決は因果関係を整理できていないと意見書などで遠慮しながら指摘したことがある。このとき私は代理人の弁護士から、東大ルンバール事件判決を批判するなんておこがましいとばかりに非難されてしまった。法律の世界は大変な世界なんだと恐れおののいたものである。

現場で役立たない要素還元主義的な法律の仕組み

もう一つ法律の話をしよう。ある病気が急に多発した時、我々は、これまでに多発したことのない病気だからきっと原因があると考え、原因を調査しようとする。食中毒事件、集団感染症、大気汚染などの公害、薬害、労災職業病などは、こんな形で発生し問題が浮上し、何らかの調査の必要性が論じ始められる。この段階で、色んな原因が想定できる。

しかしこの段階で、調査する法律が日本にはない。食品衛生法第五八条、薬事法第七七条の四、労働安全衛生法第一〇八条の二、感染症の予防及び感染症の患者に対する医療に関する法律第一五条、大気汚染防止法第一八条の二二と二三、地域保健法第七条、毒物及び劇物取締法第一七条など、調査らしきものに触れた法律とその条文はある。しかし、問題はこれらの法律を適用して調査しようにも、これらの法律のいずれに該当するのかが調査前には分からないことだ。いずれの法律も「食品」、「薬事」、「労働」、「感染症」、…といった原因が判明していることを前提にした法律であり、一方、調査をするにはそれぞれの法律が必要である。

まるで禅問答のようなので、もう少し説明する。ある病気が多発したときに、例えば食品衛生法に基づいて調査しようとする。しかしその病気の多発が、食品衛生法が対象とする飲食物の摂取が原因の多発なのか、あるいは飲食物以外の原因による多発なのかは、調査をしてみないと分からない。現実には、病気が多発していることが通報・確認された時点で、食品か(食品衛生法)、医薬品か(薬事法)、職業か(労働安全衛生法)、感染症か(感染症の予防及び感染症の患者に対する医療に関する法律)、いずれの原因かが分かっていない場合がある。この時、どの法律に基づいて調査をして良いのか分からないのだ。一方その後、該当する法律が意識された時点では、原因はすでに、食品か、医薬品か、職業か、感染症かが、ある程度分かっている。こんな時間関係が逆とも言える矛盾を含んでいては、これらの法律は現場では役に立たない。このような不備の結果、和歌山市ヒ素カレー事件のように大抵は食中毒事件を想定して食品衛生法に基づいて調査を始めるらしい。食中毒事件だけが、調査をしなければならないと義務づけているからだ。

こんな法律の不備も要素還元主義に基づいた混乱と言える。原因が分からないがとにかく調査を始めなければならない実際の現場を、法律が想定していないのである。できるだけ早く健康危機管理の現場を想定した枠組みを、日本は用意する必要がある。法体系が演繹的だから、現場に不向きなこんな法律が放置されているといえるのかもしれない。現場の事態に迅速に対応するには、少しは帰納的な部分も必要だと思う。

ところで、食品衛生法以外の右記の法律では、語尾が「調査しなければならない」ではなく「調査できる」となっていて、調査をするかどうかは行政の気のおもむくままになっている。従って、行政に利害がからんでいる場合は、行政は調査をしなくても良いのだ。このような事例は多い。これを踏まえると、行政が調査を行った場合は裁判にならない傾向があるのに気づく。逆に、法で行政による調査を義務付けていない場合(大気汚染や薬害)で行政が調査をしないと、しばしば裁判になる。もし法制度がきちんと整っていて行政による調査が義務付けられていれば、これまでの日本の公害裁判のほとんどは必要なかったと思われる。

また、この義務づけられていないことによる弊害は、調査結果が示されるとか示されないとかだけの問題ではない。食品衛生法は、法の下に、食品衛生法施行令、食品衛生法施行規則、食中毒統計作成要領、食中毒処理要領などなど、これでもかこれでもかと詳細に調査と報告の具体的方法を定めている。従って、実際の報告書の蓄積も多い。だから、実際の食中毒事件などで、調査方法論に関する論争はほとんどない。しかし、食品衛生法以外の法律は、調査を義務づけていないのでこのような詳細な規定がない。従って、行政が調査をしない場合、住民自身が調査しても、NGOや大学が調査しても、その結果の解釈に至る以前に、議会や記者クラブなどでのオフレコの会話で、調査方法が徹底的に批判される。裁判でも調査方法が徹底的に批判され争われる。調査も行わない環境省・厚生労働省・地方自治体・企業やそれらに推薦された学者により徹底的に批判されるのである。そのような学者は人間を対象とした調査研究を実施したこともないことがほとんどなので、その批判は自分にはね返ってこない安心感からか徹底的であり非現実的・非論理的でかつ容赦がない。もちろん批判するだけの学者が、調査を行った経験もないことを裁判官はたいがい考慮しない。

今の日本の法制度の下では、食中毒事件以外の大気汚染や薬害などで、行政に利害などがあり調査しない場合は、日本国民は全く無防備のまま放置される。大気汚染や薬害などに比べて、食中毒事件の件数は圧倒的に多いが、裁判事例はそんなに多くはない。裁判で目立つのは、大気汚染、薬害、労災職業病など、調査義務が法律で定められていないものばかりだ。法の整備がなされれば、これらの裁判の「発生リスク」は食中毒事件並みに激減するのではないかと思われる。食中毒事件で目立った裁判が水俣病事件、カネミ油症事件など、食品衛生法に違反して調査が行われなかったものであることも、この予想を支持している。

第三章のまとめ

① 科学の必要条件ではない要素還元主義にとらわれると、対策が遅れる。科学が進歩すればするほど対策が遅れる可能性すらある。

② 裁判官の科学観はデテルミニスムに基づき、要素還元主義的な法律の構成は、適用する現場で役立たず、トラブルを増大させる構造になっている。

4 科学と哲学

因果はなぜ見えないか

因果関係の感覚印象といったものはない、というヒュームの主張から、一つの困難が生じてくる。AとBとをただ観察するだけで、われわれはAがBの上にあるとか、AがBの右側にある、といったことを知覚できるのだが、AがBの原因になっている、ということは知覚できないと彼はいう。過去においては、因果関係は多かれ少なかれ、論理学における根拠と帰結との関係と同一視されていたが、それが誤まりであることをヒュームは正しく認識したのである。22

因果関係は難しいのか?

「因果関係は難しい」という話を専門家と呼ばれる人々が言っているのをよく聞く。しかしどこがどう難しいのか、なぜ難しいのかについてはあまり議論されていない。一方、日常生活において私たちは因果推論を簡単にやってしまっている。部屋のスイッチとその部屋の電灯の因果関係を、配電図を見なければ納得できないと主張する人はほとんどいない。日常的な私たちの因果推論は、いわゆるメカニズムが提示されるかどうかには依存しない。事象の後に別の事象が生じたと感じた時、それで因果関係があるとだいたい判断しているのだ。因果関係は目に見えるかの如く、まるで配電図や昔の腕時計の蓋の中のように図示され、立ち現れてくるから分かるのでは決してない。メカニズムなどの言い方が、因果関係が目に見えるはずだと思い込ませ、それがまだ目に見えないから「因果関係は難しい」と言ってしまうのだとしたら問題だろう。自然科学の因果関係について、ガリレオを起源とする必要十分な原因(原因と病気が一対一対応)と考える人もいるだろう。これは、ラッセルが言うように、論理学における根拠と帰結の関係と因果関係を同一視する誤りだ。

どれだけ頑張って観察しても、見えないものは見えない。「難しい」と判断先延ばしの理由にされたら、見たこともないのに見えるように思って時間を浪費してしまう。事態が深刻化し社会問題となって大騒ぎになるまで終わらない。ヒュームは、因果関係は客観的に認識できない、つまり観察に基づいて議論をしても合意に達しえないと言っている。見えないだけでなく、匂いもしない、音もしない、触れられない、味もしない。五感では捉えられないのだ。ここで第六感を持ち出したら、逆に信用されない。だからといって因果関係は論じられず、無いものなのだとすると、世の中が成り立たないし秩序も何もあったものではない。

こんな事態は科学研究に携わる者であれば、分からないで済ましてしまうわけにはいかない。科学は因果関係の究明を主な目的の一つとしているからだ。基礎科学も応用科学も、もちろん医学もだ。ヒュームの提示する問題を正面から見据え、頭にたたき込んで、因果関係をその都度推論していかねばならない。

ヒュームの問題を学べば、因果関係は事物や出来事のように認識できないのだということが分かる。もし「因果関係は難しい」で止まっている専門家がいれば、その人は因果関係の基本であるヒュームの問題も踏まえていない可能性がある。ヒュームの問題を踏まえていないと、被害がさらに拡がるとも言える。本章は、因果関係論の基礎的知識であり大問題であるヒュームの問題の整理を試みる。原因と結果は実在世界だが、因果関係は言語世界である。だから因果関係は要素還元主義では解決できず、科学的推論の問題として示すのが目標だ。

ヒュームは原因を定義した

ヒュームは、一七四七年の著書『人間知性研究』で、原因を次のように定義している。原因とはある対象であって、それの後に続いて別の対象が生じる、そしてそこでは第一の対象に類似したすべての対象の後に続いて第二の対象に類似した対象が生じる、と。あるいは、言い換えて、そこでは、第一の対象がなかったならば、第二の対象は存在しなかったであろう、と。[23]

すなわち「原因がなければ結果がない」場合にのみ、原因と結果と見なしうると言う。ところが少し考えると、この条件文は実際には検証できない。なぜなら一番目の事象は現実には起こってしまっているからだ。つまり、現実に起こってしまったものが起こらなかった場合など、「現実的にはあり得ない」からだ。これを哲学用語では反事実(的)と言う。これは医学に限らず自然科学全般において言える話だが、この「現実的にはあり得ない」を、我々はしばしば無視して論じてしまう。これが因果関係に関する議論をややこしくしている。

裁判官はしばしば法廷で「あれなければこれなしを示せ」と述べたりする。しかし、「あれなければこれなし」は反事実で現実的には絶対あり得ないので、示すことは出来ない。ややこしいなどと言わずに、頭の体操と思って付き合っていただきたい。

さて、ここからは話題を医学に近づけて、原因を「曝露」、結果を「病気」と呼ばせていただきたい。病気の原因と発病との間の因果関係を考えるのが専門の私としては、こちらの方が慣れている。医学の話題や人間を対象とした科学の話に焦点を当てておきたいためでもある。

ある期間において、ある個人に生じたある曝露が、後にその人にある病気を引き起こしていることを想定し、この人にこの二つの出来事が起こった場合と起こらなかった場合、それぞれ二通りを考えてみよう。総計四通りのパターンが考えられる。

①曝露が起こって、その後、病気も起こった
②曝露が起こって、その後、病気が起こらなかった
③曝露が起こらなくて、その後、病気が起こった
④曝露が起こらなくて、その後、病気も起こらなかった

このうち、因果関係が問題になった際に注目されるのは、①のみである。だから我々は日常生活で曝露が起こって、その後病気が起こると、その病気はその曝露により引き起こされた、

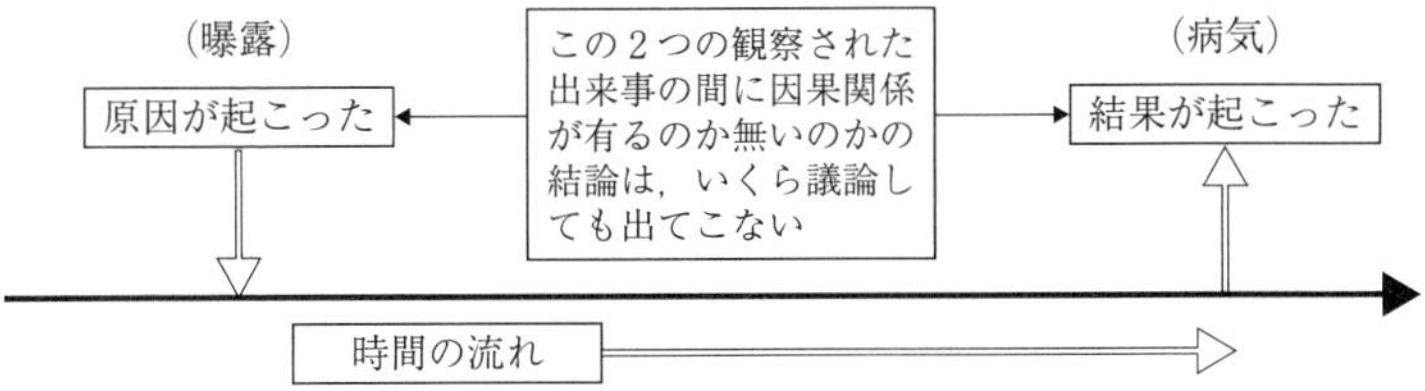

図7 ①の状況の図示—ヒュームの問題

すなわち病気は曝露との因果関係により起こったと判断するわけである。図にしてまとめると、図7のようになる。食中毒患者もこうやって食中毒患者と判断される。原因食品を食べたから下痢したのだと。ただ、当然ヒュームの条件文はクリアしていない。

②と③は、因果関係問題が話題になった後で因果関係があるとは言えないことを主張する場合に、反証として利用される。特に、②の場合は「曝露があったのに病気にならなかったのだから、この人にとっては因果関係がない。だから因果関係がないこともしばしばある」と使われたりする。曝露が起こらなくて病気になった人③は、他の曝露を注目するだろう。残りの④の状況はよくあるはずだが、その曝露とその病気はそもそも問題にはならない。

ただし現実の観察は、いずれどこかの時点で打ち切られるので、「病気が起こらなかった」には、「病気が（ずっと）起こらない」と「病気が（まだ）起こっていない」の両方が含まれていることに注意が必要だ。もし打ち切られずに観察が続けば、②の状況はいつか病気が起こる可能性があり、その場合は①の状況となる。

ヒュームの問題

①を観察した後に「曝露と病気に因果関係がある」と皆が判断することは、因果関係の定義を満たさないのでヒュームは疑問を持ち、それは慣習に過ぎないと言った。誰もが納得する証拠はないからだ。しかし①が生じている現実を前にして因果関係はないとか分からないとも言えない。①のようなことを観察した時、普段は因果関係があると見なしているからだ。

さて、曝露が起こったことは観察可能である。また病気が起こったことも観察可能だ。しかし、この曝露とこの病気との間に因果関係があったかどうか、つまり、この曝露によってこの病気が起こったのか否かは、いくら観察したって見えてこず、いくら議論をしたって収束しそうにない（図7）。曝露が起こった後にたまたま病気が起こった場合もあるからだ。

③のように曝露がなくても病気があるような例が目立てば、曝露が起こった後に病気が起こっても、その両者に因果関係を認めることはできないという意見は出やすくなる。かといって、曝露が起こり、病気がその後に起こるのを見ても、因果関係があるとは言えないと決めつけられない。日常的な因果判断を否定することになるからだ。曝露の後に病気が起こっている例①があるのだから、因果関係がないとは言えない。

これが、その後、哲学・科学の分野に大きく影響を与える「ヒュームの問題」である。高校の倫理や世界史でヒュームを学んだあとで出てくる大哲学者イマニュエル・カントもまた、このヒュームの問題に悩まされた。ヒュームにより「独断のまどろみから目覚めさせられた」くらいの衝撃を受け、カントは思考を深めていった。カントの回答はさしずめ、「曝露が起こらなかった場合」は認識の対象ではありえないが、それでも私たちは慣習にではなく、心に具わっているルールに従って推論している、という感じだろうか。しかし結局、ヒュームの問題が解決できたとは言い難い。推論が客観的に正しいという確証を得るための経験が与えられないという事態は変わらないからだ。問題は、認識のために経験が必要なのかどうかという話に戻っていく。そしてカントは、経験は認識する私の心のルールに従う形でしか起こらないと言い……こうして議論はいつまでも続く。そもそも解決できないと人々が悩むのは、解決しないと現実とのギャップがありすぎるからだ。因果判断に頼ることで簡単にほぼ間違いなく過ごすことのできている日常生活とヒュームの問題とのギャップは放っておけない。因果関係が中心課題である科学の領域では尚更だ。

日本人でヒュームの問題を認識している人に出会うことは少ない。科学の問題と結びつけている人はさらに少ないだろう。ところが、欧米では自然科学を学ぶ学生はみな科学哲学を必須科目として学ぶそうなのである。科学哲学史の本にはヒュームの問題が必ずと言って良いほど紹介されている。一方、日本ではヒュームの問題は過剰な懐疑主義と片づけられることもあるようだ(注参照)。

注：ヒュームの問題の説明は、「今日まで太陽が昇り続けて朝が来たことを理由に、明日の朝が来ることは導き出せない」という方が有名のようで、これゆえに極端な懐疑主義と解釈されていることもある。しかし、経験したことから推論できるかという点では、同じ問題である。今日までの限られた経験を明日に適用できる一般法則になるかと、原因と結果の発生だけで一般法則と認められるか、どちらも帰納法、経験主義の限界を問うており、科学にとって重要問題である。

ヒュームの問題と現実の問題

ここで、ある薬の服用と人体への影響を例にして論じてみよう。薬には人間にとって役に立つ作用（薬効とか言うが、ここではコントラストを付けるため益作用と称する）と、人間にとって害となる作用（副反応や副作用と言われるが、ここでは害作用と称する）がある。

一般に、薬の認可では薬の服用と益作用の因果関係が問題になる。この際、因果関係が極めて肯定的に議論される話題を時に聞く。何かとプラス材料を拾い（因果判断の方法を変えてまで）、薬が認可されるように頑張る医学研究者もいるらしい。その一方、薬害事件などの薬の服用と害作用の因果関係の問題では、しばしば「分からない」、「科学的に証明されていない」と、結局、害作用が否定された時と同じ状態、すなわち放置がなされやすい。

薬の益作用の時と害作用の時の、因果評価の態度のこの違いは、因果関係が実在世界のものではないという特徴を良く表している。共通の認識に至らない時、一律に「因果関係が分からない」となるのではなく、時々、正反対の結論に至ってしまうのは、推論の出発点によって結果が異なったためだろう。「因果関係があるはずだ」という点から話を出発するのか、それとも、「今、因果関係が見えないので証明がこれから必要」というところから出発するのかの違いである。因果関係は目に見えないので、結論はそのまま大きく食い違う。ここに社会事情、つまり、開発に資金をかけた製薬会社の事情、薬害が拡がった時のデメリット、製薬会社から資金を受給している医学研究者の事情、因果関係の知識や薬害の歴史を知らない医学研究者の実態、などが複雑に絡み合う。

日常生活のあらゆる場面で我々は因果判断に基づいて行動している。「影響する」、「……のせい(のため)」、「交絡する」、「効果がある」など因果関係を表す単語は結構ある。だから、「因果関係の概念は慣習にすぎない」というままで放置はできない。ヒュームの問題を受けて、もし人間のとりえの理性の働きに根拠がないとするのなら、万物の霊長が聞いてあきれることになってしまう。これは全力で格闘する必要がある。

コラム：熊本県と鹿児島県の水俣病認定審査会

水俣病の数ある裁判での大きな争点の一つは、認定審査会での審査の妥当性だ。食中毒事件として判断すれば「食中毒患者」として認識されるはずの患者を、水俣病(メチル水銀中毒症)ではないと次々に棄却しているのだから問題になる。水俣病以外の公害裁判と違い、第一次訴訟を除く水俣病の民事裁判の原告はほとんど未認定患者というのが実情だ。

　認定には、指定地域に住み水俣湾や不知火海の魚介類の喫食歴を持ち、水俣病症状があるとの診断書を添えて申請し、水俣市立総合医療センターなどの指定医療機関で五十数項目にわたる検査を一週間も受けなければならない。審査結果までには早くても六〜七年はかかる。

　認定審査会は、指定地区から約八〇キロメートル離れた熊本市や鹿児島市で開かれる。申請者本人に会わず、認定検診のデータだけで、認定か棄却か保留を「医学的に」判断する。因果関係に関するデータは全く参照されず、申請者の大部分は認定されない。原因（魚介類の摂取）と結果（四肢の感覚障害などの水俣病関連症状）があった人のデータだけで認定か棄却かに分ける作業は、ヒュームの問題を学んだ人にはいささか滑稽な作業に見えるだろう。

ヒュームの問題への対応策

ヒュームは原因の定義において、原因が起こらなかった時に結果が起こらなかった場合、と条件付けた。しかし、原因がすでに起こってしまっている状況にあっては、原因が起こらなかった場合など、事実に反する。だが、ヒュームの原因定義の条件付けをクリアしなければ、原因とは認められず、因果関係はヒュームの言う慣習となる。

　ところで、因果関係があるという考えが慣習により形成されるためには、繰り返しの観察が必要であるとヒュームは述べている。このことから、解決策へのヒントが与えられる。個人の一回きりの観察による因果関係の認識が不可能であるのなら、原因が起こらなかった場合までも含めて観察を繰り返し、観察回数を増やせば良い。個人を複数回、複数人を一回ずつ、あるいは複数人を複数回観察し、病気がどう起こるかを観察する。実際、私たちは、日常生活でも観察を増やすことにより因果関係への自信を深めている。

現在は複数観察に基づき因果推論している。つまり、個人での厳密な因果判断は、個別観察結果の蓄積と、事例の一般法則への理論的照合に基づいている。これは、実在世界から言語世界へという科学の営みに対応する。私たちの日常での因果判断も、子どもが因果関係を習得する手順もこの営みだ。

問題を単純にするために、ここからは複数の人々を一回観察することにより因果関係を推論する手法に焦点を絞って論じてゆくことにする。そして医学の問題に絞って説明する。多くの人数が観察可能であればメリットがあるが、観察人数が多くなりデータが雑になるのなら少なめでも構わない。なお、医学（疫学）においては、統計学の発達を受けて複数人の観察によらず個人の複数回の観察も含めて因果関係を推論する手法も発達している。

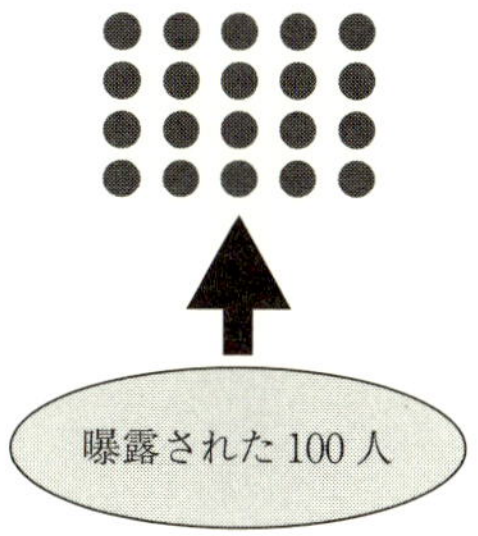

図8　100人の曝露された人々

注：楕円で描いた「曝露された100人」を○で表さないのは，ここでは一応，単に100個の○を1個の楕円で表しただけと思っていただきたい（詳しくは，疫学のテキストを参照のこと）.

曝露された人（原因が起こった人）を観察しよう。図8では、一〇〇人の曝露された人が観察対象となっている。そのうち、二〇人が発症したことが観察された。黒丸●で表されているのが、この曝露されて後に発症した二〇人である（八二ページ、①のパターン）。曝露されて発症しなかった人々（②のパターンの人々）は、残りの八〇人ということになる。

しかし、現実に曝露された人がもし曝露されなかったと仮定した場合のことなど、観察することができない。今観察している一〇〇人はすでに曝露されてしまっているので、ヒュームの定義の条件文である「曝露されなかった場合」は、もはや観察できない。

そこで、図8の曝露された人々が曝露されなかった場合を観察する代わりに、今度は一〇〇人の曝露されなかった別の人々を観察することにする（図9）。曝露されなかった一〇〇人からは二人しか発症しなかったことが分かる（③のパターン）。発症しなかった九八人は④のパターンに相当する。病気の発生が曝露により、かなり増えたことが分かる。

図8から図9へのプロセスを表にした表3と表4をご覧いただきたい。表3と表4は代数で示しているので、図に即して括弧内に人数を入れている。表3を置き換えて、表4のように具体的数字を入れたような表を二×二表と呼んでいる。因果関係を議論する際に最も基本となる表である。近代統計学を築いた立役者の一人で『科学の文法』のピアソンが提示したm行×n列がクロスした度数分布集計表の、一番簡潔なものである。

この表4により、曝露による病気の発生という因果影響がデータから推論できるようになる。その前に、リスクという病気の発生確率を表す指標を導入しておこう。例えば、曝露された人が一定期間のうちに病気を発症する確率は一〇〇分の二〇、もしくは〇・二である（表3もしくは表4）。この発症確率を「リスク」と呼ぶ。つまり a÷(a+c) が曝露された人の病気発症のリスクである。これをR_1と表そう。一方、表4では、曝露されなかった人一〇〇人中二人が発症する確率は一〇〇分の二、もしくは〇・〇二だが、これは曝露されなかった人の病気発症のリスクである。b÷(b+d) がこれに相当し、R_0と表そう。リスクは日本語にな

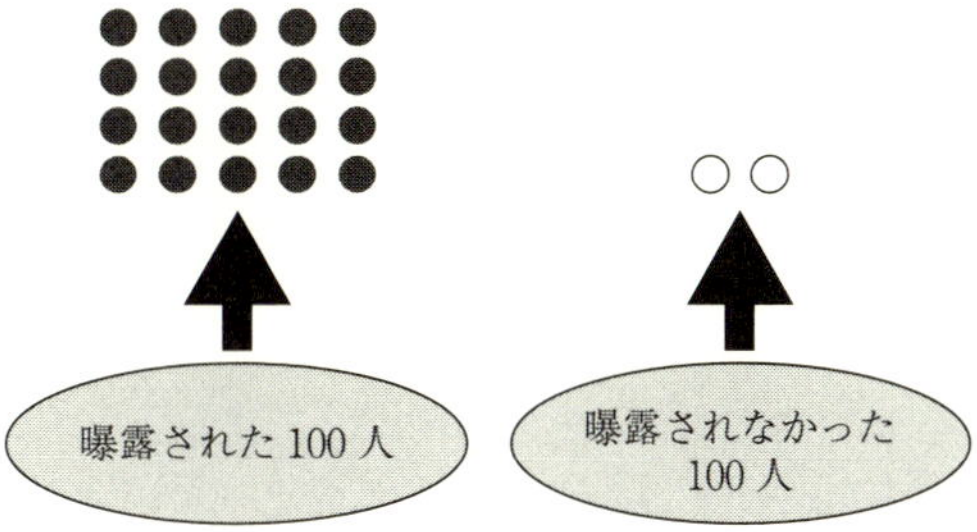

図 9 100 人の曝露された人々と 100 人の曝露されなかった人々

表 3 図 8 を表にしたもの

	曝露した人	左の人たちがもし曝露しなかったら
発　症	a 人(20 人)	? 人
非発症	c 人(80 人)	? 人
合　計	a + c 人 (100 人)	a + c 人 (100 人)

表 4 図 9 を表にしたもの
（表 3 のアミの部分が反事実により分からないので，曝露しなかった人たちの観察データで置き換えている）

	曝露した人	曝露しなかった人
発　症	a 人(20 人)	b 人(2 人)
非発症	c 人(80 人)	d 人(98 人)
合　計	a + c 人 (100 人)	b + d 人 (100 人)

注：図の合計は分かりやすくするために 100 人としているが，いつも a+c 人と同じ数だけ b+d 人を観察できるわけではないので，代数ではきちんと区別すべきだ．

っているが、疫学では一定期間での発症割合（確率）という限定した意味で使われている。リスクは、リスク比やリスク差としてこれから紹介する因果関係による影響の指標ではなく、単に病気発生の指標である。そして我々は、自分が病気になる確率（リスク）が知りたい一方、曝露（原因）を避けることで、その確率（リスク）を、どの程度減少させられるかも知りたい。減少の程度は、曝露を避ける前（曝露を受けた時）の確率（リスク）と曝露を避けた後（曝露を受けなかった時）の確率（リスク）から、引き算（差）もしくは割り算（比）で求めることができる。単なる病気になる確率と、曝露時の病気になる確率と非曝露時の病気になる確率の違い（引き算もしくは割り算の結果）とは、異なるものなので要注意だ。つまり、リスク比やリスク差などが割り算・引き算後の結果（右辺）なら、リスクは割り算・引き算前の、左辺の÷や−（マイナス）の演算子で結ばれるそれぞれである。

因果関係による影響の指標

さてヒュームの問題ゆえに目に見えない因果関係が、言葉や数字を用いると表現できそうな目途が立ってきた。まず、複数例を観察して、その結果をデータ化し因果関係に関する一般法則を導き出す。その一般法則をまた個々の観察に適用して推論や判断を行う。第二章の個々の観察と一般法則の科学の営みのサイクル（三一ページ、図4参照）を用いると、原因と結果の発生は実在世界に属するが、因果関係は言語世界に属すると言えそうだ。では、因果関係による影響の程度を定量的に与える指標を、ここでいくつか紹介しておこう。

【リスク比】

因果関係がある場合、右記のように曝露された時と曝露されなかった時とでは、リスクに変化が生じる。このリスクの変化を比で表したものをリスク比と呼ぶ。二つのリスクの割り算をしている。有害物質曝露によりリスクが上昇する場合は、通常、曝露がなかった方を分母にする。図9の例では、リスク比は一〇になる。曝露により一〇倍多発という影響が出たわけである。先に定義した代数で表すと、$\{a/(a+c)\}/\{b/(b+d)\}$、もしくは $R_1 \div R_0$ である。

【リスク差】

リスクの違いを差で表し、引き算をしている。図9の例では、リスク差は〇・一八になる。先に定義した代数で表すと $\{a/(a+c)\} - \{b/(b+d)\}$、もしくは $R_1 - R_0$ である。

【原因確率】(もしくは、必要確率・過剰割合・曝露寄与危険割合)

裁判あるいは保健医療の現場では、曝露後に病気を発症した人が、もし曝露がなければ病気を発生しなかったであろう確率(蓋然性)が問題となることがある。[9] 大まかに言い換えると、曝露されてその後病気を発症した人のうち、曝露により発症した蓋然性である。例えば、病気の原因が争われる損害賠償を求める民事訴訟では、通常、曝露されてその後病気になった患者が原告となる。これは確率の分母に一致する。分子は曝露により増えた患者数である。この分子分母による確率は原因確率とも呼ばれ、争われる内容とも一致し、法廷で「あれなければこれなし」と言われる確率に相当する。

この確率は、曝露された人のリスクR_1と曝露されなかった人のリスクR_0を用いて以下のように曝露寄与危険割合として推定できる。

曝露寄与危険割合＝$(R_1 - R_0) \div R_1$

また、分母分子をR_0で割ることにより、リスク比RRを用いても次のように計算できる。こちらは、$RR = R_1 \div R_0$から簡単に導き出せる。

曝露寄与危険割合＝$(RR - 1) \div RR$

図9の例では、曝露寄与危険割合は九〇パーセントになる。つまり、曝露されて病気になった人のうち九〇パーセントという割合が「もし曝露されていなければ病気にならなかったであろう人」の占める割合であると推測できる。それが全体の中の誰かは分からない。

曝露寄与危険割合は一九七〇年ごろから示され、その意味は、原因確率の具体的な推定値である。厳密には、曝露されて発症した患者のうち、曝露が発症の原因になっている患者の割合の下界を示す。[4, 24]原因確率は、必要確率として次のように確率表記されている。[9]

$$P(y'_{x'} | x, y)$$

ダッシュは否定を表す。添え字のx'は、「もしxが起こらなければ」という意味である。従って、全体の意味は、x（原因）とy（結果）が起こった条件下で、もしxが起こらなければyが起こらなかった確率を表している。パールによれば、$y'_{x'}$は、因果関係を表す単なる演算子であり、＋、－、×、÷、log のような他の演算子と同じように考えれば良いだけとのことらしい。

【十分確率】

必要確率が、「曝露されてその後病気を発症した時に、曝露がなければ病気を発生しなかったであろう確率」なので、逆に、「曝露されなくて発症もしていない時に、曝露されれば病気を発生するであろう確率」も用意できる。これを十分確率と呼ぶ。例えるなら、民事裁判の原告が損害賠償を求めるときに参考にするのが曝露寄与危険割合（必要確率）ならば、原告がまだ曝露されておらず病気も発生していない状態での曝露を止める差し止め裁判で参考にするのが、この十分確率ということになろう。予想被害額とかけ算して期待値を求めたり、費用効果分析をしたり等の経済分析の対象ともなるだろう。右記の必要確率とは同じ確率でも全く違った意味を持つので、同じように取り扱えない。

十分確率＝$(R_1 - R_0) \div (1 - R_0)$

図9の例では一八・四パーセントになる。

なお、十分確率は、次のように確率表記される。

$P(y_x \mid x', y')$

ダッシュは否定で、x（原因）とy（結果）が起こらなかった条件下で、もしxが起こればyが起こったであろう確率を表している。

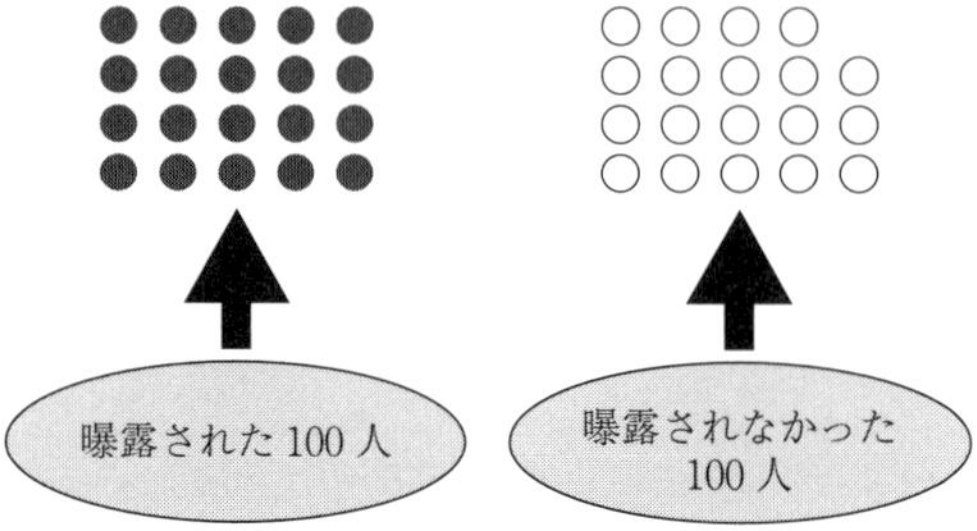

図10　100人の曝露された人々と
100人の曝露されなかった人々

ところで、図9の事例では、非曝露者の病気の発生率が低かったが、非曝露者の病気の発生率が高ければ、ずいぶん話は異なってくる。図10の例は、それを表している。曝露者での病気の発生率は図9と同じだが、非曝露者での発生率がずっと高くなっている。この例でのリスク比は一・〇五、リスク差は〇・〇一、曝露寄与危険割合は五パーセント、十分確率は一・二パーセントである。図8の例と図9の例を比べると、曝露された人々にどれだけ病気が多発するかだけでなく、曝露されなかった人々に(原因と考える出来事が起きなかった場合に、元々)、どれだけ病気が多発しているか(結果がどの程度の頻度で起きるか)も、定量的な因果関係の推論には重要な要素であることが分かる。

図9の例も図10の例も、どちらも曝露により病気が増えていることを示しているので、ひと言で表すと「曝露と病気発生の因果関係はある」となる。しかし、この二つの例をこの同じひと言で表すのは、あまりにもおおざっぱすぎる。因果関係があるのかないのかだけでなく、因果関係による影響がどの程度あるのかについても定量的に示すことが重要である。このためにこそリスク比や曝露寄与危険割合などの指標が用いられるのである。

ところで、一〇〇人の曝露された人々と、一〇〇人の曝露されなかった人々とでは、かなり違った属性を持つ人々から構成された場合も、時に考えておく必要がある。例えば、曝露されなかった一〇〇人は二〇歳代の病気の少ない年代の人々ばかりで、対する曝露された一〇〇人は八〇歳代の人々ばかりだったとすると、この病気の発生の違いは年齢による病気の発生の違いと思えなくもない。このような違い、言わば「ずれ」を交絡と定義し、交絡を生じさせる要因を交絡バイアスと呼ぶ。このような要因は、リスク比、リスク差、原因確率、十分確率などの因果による影響の程度を推定するための指標に変化をもたらす可能性がある。

曝露以外で因果関係を推定するための指標に変化がもたらされる原因があるのなら、曝露と病気の因果関係を正確に知りたい私たちにとって放っておけない。私たちの仕事が因果関係を正確に測定するのが目的なら、その変化は誤差と言える。誤差には偶然によるものと偶然によらないものがある。疫学では、因果関係による影響を推定するための指標の誤差のうち、偶然によらないものをバイアス(とか系統的誤差)と呼ぶ。主なバイアスは、通常の疫学では三つに分類されている。交絡バイアスもその一つである(他の二つは、選択バイアスと情報バイアスと呼ばれる)。交絡の話は第五章でももう少し触れたい。

ともあれ、実在世界における原因と結果の観察に基づいて構築した言語世界の因果関係を、再び現実世界での個々の事例に適用して、個別事例の因果判断をする。これは科学の営みそのものである。因果関係は言語世界でしか捉えようがないので、因果モデルを工夫(後で紹介するように現在有力な因果モデルは四つある)する必要がある。

例えば、科学的根拠に基づいた医学では、個々の論文あるいは総説論文で推定された因果関係による影響の程度(言語世界)を、目の前の患者(実在世界)に適用して応用している。実はこれが、私が専門とする疫学という方法論そのものである。疫学は、薬の効果や手術の効果成績など医学分野で用いられている方法論である。そして、二〇世紀の終わり頃にアメリカに出現した因果関係論も、この方法論と同様である。どちらも確率を推論に用いている。確率は複数回の観察がなければ計算できない。確率を導く近代統計学が科学の文法となったのは、こういう繰り返しの観察により得られたデータを一般理論へと繋げてくれるからである。統計学を用いた観察データの論理的整理なしには、すなわち科学の文法なしには、自然科学の知見を理論的に提示することはできない。

コラム:四つの因果モデルとロスマンの因果パイ

因果関係は目にみえないので、因果モデルという考えの枠組みを作る必要が出てくる。次章で紹介するＤＡＧもその一つだ。しかし一つの言葉だけでは描きづらい。有力な因果モデルは現在の所四つある。ＤＡＧの他に、二つ目として、因果関係の定義そのものである反事実モデル(Potential Outcome model:PO モデルとも言う)がある。反事実モデルは、一九二三年にランダム化実験に、一九七四年に観察研究に導入された。本章もこのモデルに基づいている。第三番目の構造方程式(Structural Equation Model: SEM)は、ＤＡＧを簡単な足し算構造の直線を表現する数式に表したもので連立方程式のように見える。第四番目のロスマンの十分原因構成原因(因果パイ)モデルを本コラムで紹介する。これらのモデルは、それぞれの長所があって相補的に用いられている。これらの因果モデルについては、鈴木らの解説論文[25][26]やパールの因果論[9]を参考にしていただきたい。

市川氏は、『科学が進化する5つの条件』[8]の中で、「因果関係が無矛盾であるとは、同じ原因に対して恒に同じ結果を与えることをいう。(中略)すなわち、同じ原因Aに対して異なる結果αやβがあることを許さない。(中略)異なる原因が同じ結果を生むことは許される。これは異なる因果関係の結果がたまたま一致したと見なせるからである」と述べている。これは原因対結果が、複数対一の場合は許せるが、一対複数は許せないということである。そして、「すべての因果関係のそれぞれが、また互いに無矛盾である世界を「整合的世界」という」と述べ、科学の対象が整合的世界に限られると述べている。その上で、科学の対象である自然が整合的な存在であるとする仮説を「無矛盾大仮説」と名付けている。

一方、医療に従事した者は誰でも気づくように、病気の原因と病気との因果関係は複数対複数であり、整合的世界とは言えない。そして、原因と結果のつながりを整理する因果関係のモデルが因果パイモデルである。一九七六年に歯科医出身の疫学者、ケネス・ロスマンが発表している。

SUFFICIENT CAUSE I
E
D
A
C
B
SUFFICIENT CAUSE II
H
G
A
F
B
SUFFICIENT CAUSE III
J
I
A
F
C
図 11　Rothman の因果パイ[27]

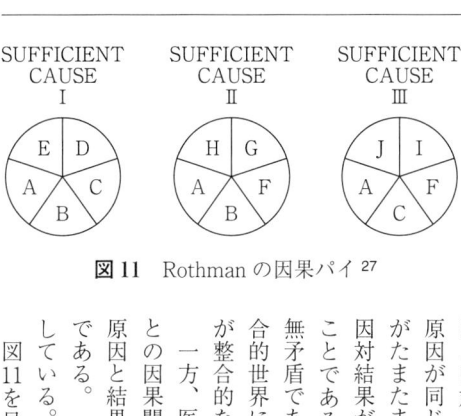

図11を見ていただきたい。一つの十分原因(Sufficient Cause)が複数

の構成原因(Component Cause)から構成されている。構成原因の一部が我々の見ている原因である。そして十分原因が我々の見ている病気の始まりで、一人の人間は複数個の十分原因を持ち得て、いずれかが成立すると、その十分原因が対応する病気を発症する。これにより、観察上、複数対複数の因果関係でも整合的世界を保つことができる。ロスマンの因果パイモデルは疫学や医学の範囲を超えて、因果論一般のモデルとなった。元々、病気の原因と病気との因果関係に限らず日常の因果関係を注意深く眺めても、複数対複数の因果関係としか思えない。こんな印象にも因果パイモデルは合致し、科学が日常生活にぐっと身近になったと思う。

　ロスマンのモデルに基づいた説明を、疫学ではメカニズムと呼んだりする。ロスマンのモデルは決定論を想定した世界である。これに関しては「我々は永久に自然現象の本態をば捉えることがないのであって、ただそのデテルミニスムに向って触れるのみである。」とベルナールも想定している。疫学はメカニズムをも熟考し、一般理論で論じようとしている。[28]

原因と結果は実在世界、しかし因果関係は言語世界

　ヒュームの問題により個別の観察ではどうにもならないので、経験科学では実在世界での複数例の観察を整理してまとめることになる。因果関係による影響を、言語世界で定量的数値によって把握する。因果関係の有無とその影響の程度を、出来事の頻度の違い・変化により認識していることになる。原因が生じた後で結果がどれだけ多発するかが問題なのだ。研究者たちは因果関係があると言うために、証明をして示さねばならないと思っている。

しかし具体的な証明方法を知らない場合には、因果関係がないかのようになってしまう。因果関係が分からないでとどめればいいのに、因果関係がないのと同じにしてしまう。だが、観察されたデータから因果関係の有無を推論するのなら、因果関係がないことも証明する必要がある。そして、「因果関係がない」と証明することはしばしば困難を伴う。今は因果影響がないと思える一に近いリスク比でも、もっと対象者を増加させ観察を繰り返していたら、誤差の変動に隠されていた微妙な因果影響が見えてくるかもしれない。いずれにしろ、その後さらに、定量的に描かれた因果関係の影響の測定結果から判断を導く作業が待っている。

一般法則の話を個別の話に当てはめているのに、個別の話だけで論じようとして混同してしまう人も、因果関係の議論の際によく見かける。実在世界と言語世界の混乱であり、科学の仕組みとヒュームの問題を知らないためである。また、ヒュームの問題により、たとえ要素還元主義やメカニズムを追求する場合であっても、原因と考える出来事と結果と考える出来事との間で、データに基づいて推論を行わねばならないことも分かる。

ヒュームの問題は二五〇年ほど前に指摘された。二〇世紀にはラッセルがヒュームを広く紹介した。ところが、日本ではいまだに、ヒュームの問題が踏まえられていないことが多く、この弊害は非常に大きいと思う。原因という出来事と結果という出来事は実在世界に属する。しかし因果関係は言語世界に属する。因果を日常生活や科学に生かすためには、このことを頭にたたき込み、言語世界の因果関係を描き出す語彙を持つ必要がある。そうでないと因果関係は描けないし、描かれた因果関係も理解できない。従って妥当な判断もできない。

第四章のまとめ

① ヒュームは、原因、そして因果関係を定義した。
② ヒュームの問題は経験主義の限界を示した。
③ 原因と結果は実在世界でとらえられるが、因果関係は言語世界で一般法則や理論としてとらえられる。従って因果推論は科学の営みと言える。
④ 因果関係もしくは因果関係による影響は目に見えないので文字と数字で表す。従って、因果関係を論じるには、因果関係を表現する語彙(ボキャブラリー)が必要である。
⑤ 語彙を持たない人には因果関係が描けず、描いてある因果関係を読解できない。従って、公的・医学的な因果判断は控えた方がよい。

5
科学と仮説

因果を整理する

「必要なしに実体を増やしてはならない」、「より少しのものでなしうることを、より多くのものでなすのは空しいことだ」
（ウイリアム・オッカム）

非巡回有向グラフDAGを描く

科学研究には、仮説と仮説を検証するデータが必要不可欠であることは、本書で何度も指摘してきた。データは経験・観察の記録だが、何でも良いわけではなく、仮説を検証できるものである必要がある。だからデータを集める前に、しっかり洗練された仮説を立てて明示しないと話が先に進まない。この仮説とは「いま何と何の因果関係が気になっていますか?」ということである。この本の第一章では、ピロリ菌への感染と胃がんの因果関係だったので、これを元に話を進めよう。この因果関係は図12のように表される。

図にすると、実に簡単である。ピロリ菌が胃がんを起こすという仮説を表現している。あとは対象を決め、この仮説を検証するデータを集めて分析するだけだ。

原因側のピロリ菌の感染を知る具体的方法だが、ＩＡＲＣモノグラフ第六一巻(一九九四)にも、日本のピロリ菌除菌に関するパンフレットにも、多数記載されている。一方、結果側の胃がんの発生は、死亡診断書、胃カメラや胃透視の検査結果、病理診断書などで確認する。

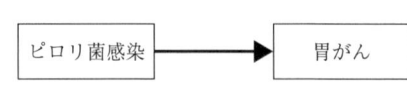

図12　ピロリ菌感染と胃がんの因果関係を表すDAG

ところで、このような因果関係を表す図は、ＤＡＧ《ダグ》(directed acyclic graph：非巡回有向グラフ)と呼ばれている。因果関係は原因から結果への方向(direction)がある。ぐるぐると二つの要因間で回ってしまう(cyclic)と時間関係(前後関係)が分からなくなり、因果関係としてもどちらが原因で結果かが分からなくなるので、こんなのは避けたい。従って、否定を表現する接頭語「a-」を付けて、「非巡回(acyclic)」。コンピュータサイエンスでも近頃、ベイジアン・ネットワークとして知られている。最近は、このＤＡＧを用いた疫学理論や因果推論の研究が盛んに行われている。ロスマンのテキストでは第3版(二〇〇八)から、ＤＡＧの章が設けられて解説されだした。

因果関係の議論を行うときに、何が原因で何が結果で、他にも原因や結果があるのか、などを口頭で言っていると、話がややこしくなって、妙に苛立ってしまうことがしばしばある。従って、このＤＡＧをとりあえずメモ用紙や新聞広告の裏にでも描いて議論を始めることをお勧めする。ＤＡＧでは、原因のことを親、結果のことを子と呼ぶ。実際は、親の親、親の親の親も存在するが、これらを総称して先祖、逆に子の方を総称して子孫、と呼ぶ。他にも用語はあるが、読むのが退屈になるので、ここでは省略する。

このようなグラフが仮説を示し、臨床医なら日常診療などから得られる。仮説は普段の観察から得られ、グラフは日常の因果関係に関するテーマでも描ける。「私のこの歪んだ性格は、あの封建的な父親のせいです」と言うのなら、図13のようなものでも良い。気になる因果関係は、思いつきでどんどん書いてゆく。整理は後回しだ。しかし、このような場合だと、「私」を対象とした一例に過ぎなくなる。これではヒュームの問題によって、これ以上の推論ができず、一般論が言えない。他の人のデータも利用できるように、父親の性格と私の性格というふうに漠然としたまま放置するのではなく、もう少し定義を洗練させて多くの人に当てはめられるように設定しないとデータを集められない。また、生活上の父なのか、遺伝上の父なのかも定義したいところだ。

図 13　父親の性格と私の性格の因果関係を表す DAG

ＤＡＧの各要因は、ミクロの要因（要素還元主義的な要因）でも、マクロの要因でも構わない。とにかく落ち着いてＤＡＧを描いて議論しながら考えよう。

交絡要因と別ルート

さて、コホート研究や症例対照研究などの分析疫学研究によって、ピロリ菌の感染と胃がんの有無を知るデータがたくさん集まると、二×二表が構成できる。従って、人間に関する因果関係の場合、DAGの矢印の所には、二×二表がその背後に構成できているはず、もしくは構成できるはずと思ってほしい。

ところで、胃がんを起こすのは、ピロリ菌感染だけではない。他の要因を考えるとその分だけ、DAGで胃がんに入ってくる矢印が増えることになる。日常接する発がん物質ではまず挙げられるのはタバコ喫煙である。タバコは胃がんも引き起こす。喫煙と胃がんの因果関係もIARCモノグラフ第八三巻(二〇〇四)に詳しく載っている。喫煙本数によってばらつくが、その因果関係による影響は一・五倍から三倍くらいの増加だろうか。そこでDAGにタバコ喫煙を入れてみる。ここで単に胃がんの原因をタバコ喫煙として、図のような二つのDAGの描き方がある(図14と図15)。

つまり、タバコ喫煙がピロリ菌感染とは別個に胃がん発生の原因である場合(図14)と、タバコ喫煙がピロリ菌感染と胃がん発生の中間要因である場合(図15)の二つである。後者の場合は、例えば、ピロリ菌に感染するとタバコ喫煙をしたくなり、胃がんになるという因果関係である。タバコ喫煙をすれば抵抗力が弱くなりピロリ菌に感染するというのならまだしも、ピロリ菌に感染するとタバコ喫煙をしたくなるというのは考えにくい。ただ、検証をするためにデータを集めることは可能である。

ところで、図14に戻ると、喫煙により抵抗力が弱まった結果としてピロリ菌に感染しやすい場合は、図16のような関係が成り立つ。焦点のピロリ菌感染と胃がんの因果関係の直接的

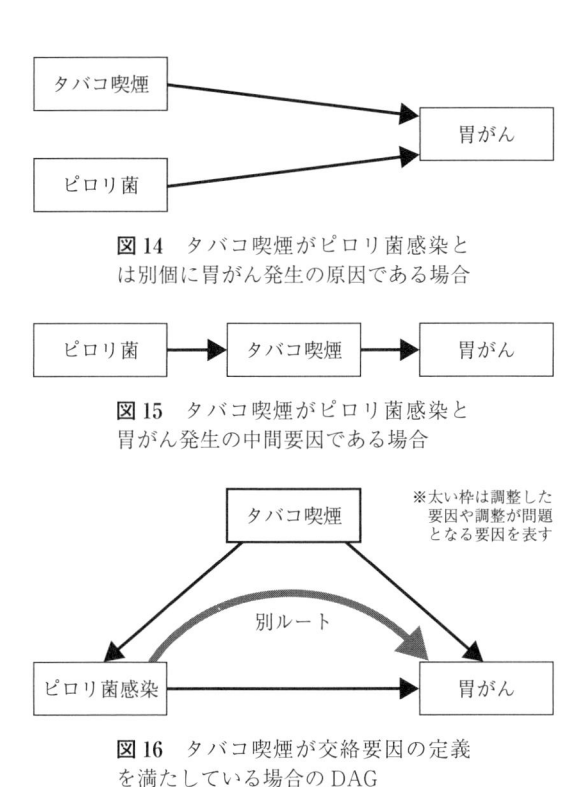

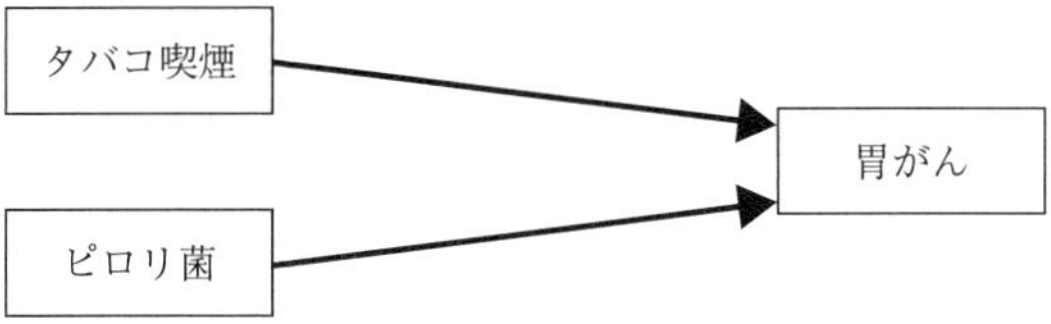

図 14　タバコ喫煙がピロリ菌感染とは別個に胃がん発生の原因である場合

図 15　タバコ喫煙がピロリ菌感染と胃がん発生の中間要因である場合

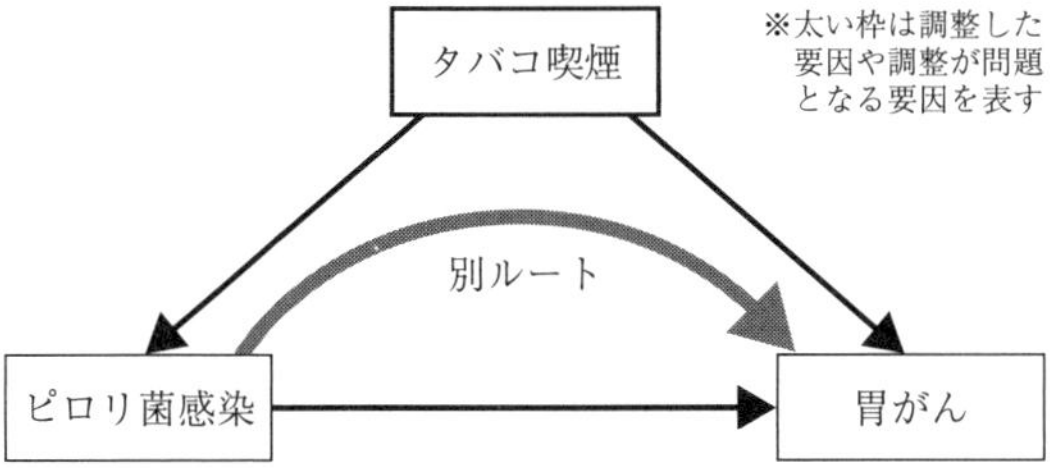

図 16　タバコ喫煙が交絡要因の定義を満たしている場合の DAG

な因果関係以外に、タバコ喫煙を介したもう一つの繋がりがピロリ菌感染と胃がんとの間に成り立ってしまう。これがいわゆる交絡バイアスを生じさせる。

つまりこの時、以下の交絡要因の定義(三条件)をすべて満たしていることになる。こうなると、層別分析や多変量解析で交絡要因(この場合、タバコ喫煙)の調整をする必要が出てくる。調整する前の因果影響の指標、例えばリスク比を粗リスク比、調整した後を調整リスク比と呼ぶ。両者は対語だ。

① 交絡要因は病気のリスクを上げたり下げたりする要因でなければならない。

② 交絡要因の有無は、曝露の有無と関連していなければならない。

③ 交絡要因は、曝露と病気の因果連鎖の中間要因であってはならない。

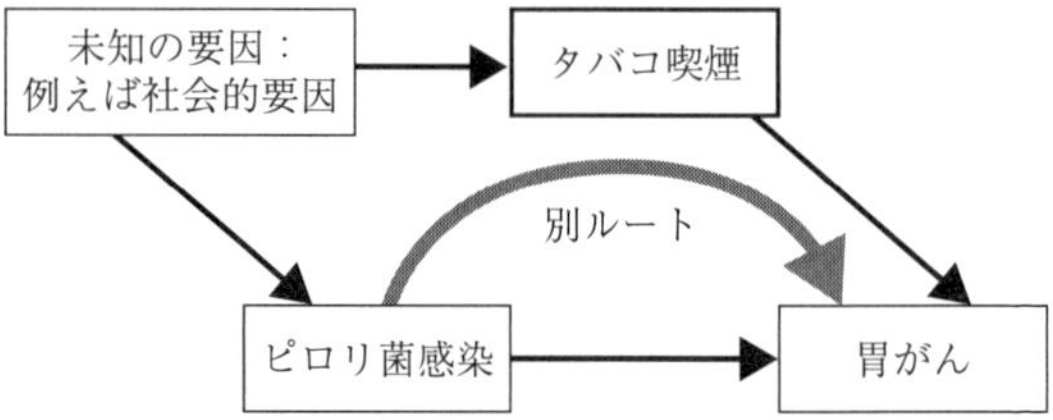

図 17　ある要因がタバコ喫煙とピロリ菌感染の両方を引き起こす

この別ルートのことをバック・ドア経路と呼んだりするが、要するに、別経路の成立である。この別ルートは、タバコ喫煙がピロリ菌感染を直接引き起こさなくても、例えば、社会経済状態が悪い(つまり経済的に貧困)ほど、タバコ喫煙が多くピロリ菌への感染機会がある状況でも成り立つ(図17)。要は、どんなに入り組んでいても、メインのピロリ菌感染と胃がんの直接ルート以外に、矢印で別ルートがつながっていれば成り立つ。

しかし、別ルートでつながっていれば良いとは言うものの、例外がある。食欲不振のような状態は、胃がんの発症とピロリ菌感染による慢性萎縮性胃炎の両方で引き起こされることが予想できる。そしてこの食欲不振の状態により、これは一見、別ルートがつながっているように見える(図18)。しかし、実はつながっていないのだ。つまり、たまたま食欲不振という同じ結果でつながっている様に見えるが、ピロリ菌感染の影響も胃がんの影響も元は別々に起きているので、お互いにつながった影響を発揮し合わないのである(注参照)。これは、食欲不振のところで別ルートを形成すると思われる二つの矢印が衝突・合流していることで見分ける。この時食欲不振を合流点と呼んでいる。別ルートの途上に合流点があれば別ルートは成立しないので、調整しなくても交絡バイアスを引き起こさない。逆に、間違えて合流点の要因(ここでは食欲不振)を層別分析や多変量解析などを使って調整してしまうと、今度はかえって別ルートが生じてしまうという厄介なことに

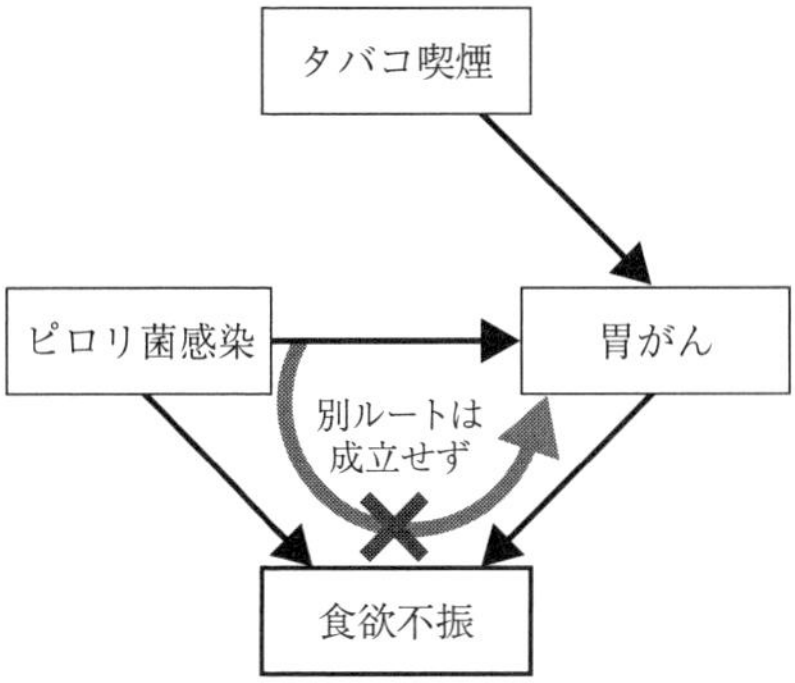

図 18　矢印が衝突していると別ルートは成立しない

なる。合流点の要因では調整してはいけない。

ＤＡＧにはルールがいくつかあるが、一番目立つルールが、この「合流点では別ルートが成立しない」と「合流点の要因を調整したら、逆に別ルートが生じる」である。

注：慢性萎縮性胃炎も胃がんを引き起こすと言われているので、図18は、ピロリ菌感染→慢性萎縮性胃炎→胃がん、と描いて、慢性萎縮性胃炎と胃がんからの矢印が食欲不振で合流すると描いた方が正確かも知れない。しかし、ここでは説明を簡単にするために図18のように描いた。

オッカムのカミソリ

このようにＤＡＧを描いて頭を整理したら、余計な矢印や要因は除こう。そもそも、ＤＡＧを描いて議論するときに示すのは、メインの仮説の検証に必要な要因のみで、それ以外は不要である。例えば、ピロリ菌感染と胃がんの間にはがん化プロセスの各段階を描くことができるが、メインの仮説の検証には必要ないので除く。また、我々はピロリ菌感染と胃がんの発症に注目しているので、原因であるピロリ菌感染の先祖（入る矢印とその元）や結果である胃がんの発症の子孫（出る矢印とその先）を最初から除いている。因果関係は、「因果の連鎖」と言われるように、延々と連続して見いだせる。しかし、科学研究において仮説を立てる際には、その中の二つの出来事を切り出し、原因と結果として観察データを眺める。別ルートを形成していないなら原因より前の出来事、結果より後の出来事は切り落として考える。

余計なものは、バサバサ切って取り除く、これを中世のスコラ哲学者ウイリアム・オブ・オッカム（東京大学の哲学の清水哲郎教授によると「オッカム村のウィリアムさん」という程度の意味らしい）の名前を取って、オッカムのカミソリと言う（髭男爵のヒグチ・カッターみたいだが）。オッカムのカミソリは統計学では「けちの原理」として知られる。同じものを表現するのであれば、説明は簡単な方が良いという原則である。

オッカムのカミソリもけちの原理も簡単な原理だが、これを知らないまま、とんでもなく複雑な分析をしている研究発表をときどき見かけることがある。科学の発達の歴史においても、同様にシンプルな理論の方が好まれる。地動説だって、星の運行を天動説より詳しく説明できるわけではなく、むしろ天動説より圧倒的にシンプルで分かりやすいことが魅力だったらしい。いくら多くのことが説明できる理論でも、複雑すぎると選ばれにくい。

整理した結果、図12か、図14か、図16もしくは図17が残ってくる。図15のような中間要因は交絡要因として扱ってはいけない。図17のような場合は、タバコ喫煙か社会的要因のどちらかを調整すればよい。実際にタバコがどのようにピロリ菌感染と関連しているかは、仮説の整理、そしてデータを集めてみたいところだ。

整理したＤＡＧに基づいてデータを集める

言語世界でＤＡＧを描いて整理できたら、このＤＡＧに関するデータを集める。データは

表5 研究仮説を検証するために必要な変数を各個人について収集してまとめた表

名　前（イニシャル）	性　別	年　齢	ピロリ菌感染	胃がんの有無	喫煙の有無
T. T.	男性	27	なし	なし	なし
T. N.	男性	56	あり	なし	なし
H. G.	女性	78	あり	あり	なし
N. N.	男性	65	なし	なし	あり
K. S.	女性	72	あり	あり	なし
M. Y.	女性	82	あり	なし	なし
⋮	⋮	⋮	⋮	⋮	⋮

表5のようになる。経験できる実在世界である。そして曝露と病気が行と列にある二×二表にまとめる。他にも要因がある時は、その要因の数をnとして2^nの数だけ二×二表を作って、その後で、それをまとめるかどうかを検討すれば良い。DAGで整理した仮説は、表3、表4から人数を抜いたような二×二表の枠組みを構成する。仮説がなければ二×二表はできない。表の行と列の一方に曝露の有無、もう一方に病気の有無が入り、人数は観察データから得る。枠を埋めるために理論負荷的観察をするのだ。

この他に、喫煙の有無に関しては、何歳から何歳まで吸ったとか、一日何本吸ったとかなどをもっと詳しく入力する方法がある。胃がんに関しても、いつ発症したのかという時間に関する情報を入れることも可能である。生年月日や年齢と組み合わせると、時間を考慮に入れた分析になり、さらに丁寧になる。「ある」、「なし」の二段階だけでなく、「たくさんある」、「すこしある」、「なし」の三段階、もっと増やして多段階で入力する方法、あるいは連続した量をそのまま入力し分析して処理する方法などもある。いくらでも詳しく情報を入力できるが、それだけたくさんのことを調べねばならず、調査者にとって、時に被調査者にとっても負担が増える。コストの割に因果判断に役立つ情報は増えない。ケチの原理が必要だ。

ここまで分かってくれれば、独学でも一、二週間ほどのうちに自分で分析できるようになる。疫学分析ではこのような一人一行の表を作成してそれを元に二×二表を作り、層別や多変量解析をして、ピロリ菌感染により胃がんの発症が何倍増えるかを測定する。もし因果関係による影響がないかわずかな場合、ピロリ菌感染で胃がんの発症はあまり増えず、感染していない人に比べ感染している人の胃がんの発生率や死亡率はおよそ一倍を示すはずだ。しかし第一章に示す通り、実際に数倍以上の影響が観察され、因果関係があることを示している。

データを集めて表を作るには時間がいるので、通常の社会生活を送っている人にはなかなか難しい。だがDAGを描いて自分たちが議論している因果関係を整理することは誰にでもできる。時間の大幅な節約になり、時には不必要なイライラや口げんかも予防できる。

さて、疫学や因果推論はこれからが面白いのだが、疫学にさらに踏み込むと読者の負担が大きくなる。この本は手軽に読める教養本を意識していたので、電車の中で楽しく読めるところで終わりにしたい。疫学研究は、実験室に閉じこもらずに、その成果が実社会や診療現場と直接結びつき、役に立っているという実感とやりがいがある。臨床各科の医師たちと知り合いになり感謝される機会が多いのも魅力だ。本書が、科学的思考や因果関係に興味のある若い研究者が、ドアを少しだけ開いて覗く機会にもなれば幸いである。

第五章のまとめ

① DAGは因果関係に関する研究仮説を整理してくれる。
② オッカムのカミソリでどんどんDAGを整理しよう。

おわりに

人間や実社会への関心を遠ざけてきた、誤った「科学」の呪縛は解けただろうか。こういう本を書く起源を私なりに遡ると二〇〇二年になる。ロンドンのヒースロー空港で時間待ちをしていた本屋で、ビジネスマン向けの自己学習教養本の中に科学哲学の本を見つけたのだ(Mel Thompson: *Philosophy of science*. Teach yourself. Hodder & Stoughton. London. 2001)。もちろんこの本にもヒュームの問題は載っていた。なんとビジネスマンが飛行機の中で軽く読むようなお手軽な本でも、英語世界ではヒュームの問題と科学を結びつけて解説していた。これに対して日本では、ほとんどの自然科学研究者がヒュームの問題も知らずに研究をやっている。恐ろしいことだと思った記憶がある。それ以前にも、アメリカ留学から帰ってくる医師たちが持ち帰るアメリカの大学のテキストの中に、科学哲学の本を見つけ、それが必須科目であるらしいことを聞いた時にも驚いた記憶がある。

自然科学や医学の中での個々の分野をマイクロソフトエクセルやジャストシステムの一太郎などのソフト(アプリケーション・ソフト)とすると、本書の話はOS(オペレーティング・システム)とかハードの話である。この部分を知らなくてもパソコンは動くが(研究をして論文を書けるが）、この部分まで知っておかないと何かあったとき（科学論争や理論の選択、科学に基づいた重大な判断など）には活かせない。下部構造がしっかりしていないと建物はもたない。日本の現状では液状化現象により倒れかねない。

大学の一般教育で哲学入門を講義した経験はあるものの、私の専門は科学哲学ではない。自分が科学哲学について書いても、まあいいかなという程度だ。哲学や科学技術社会論等、専門外への勇み足と言うべき間違いや批判点などがあったら遠慮無くご指摘いただきたい。もちろん疫学や因果推論に関しても。

ところで、人間を観察対象とした研究の重要性を医学部で強調し、その配備が先進諸国に比べて非常に遅れていることを熱心に説明すればするほど、その研究方法論が疫学であるがゆえに、疫学至上主義と陰で言われる。私の専門が疫学であるので、権力への意志の表出の一つと解釈されるのかもしれない。しかし、疫学至上主義というこの言い方は、原子や分子のことを問題としている場合に化学至上主義と言っているのと同じである。こういう人は疫学のことを言葉の上でしか知らない。そのように言う人たちに対しては、「では人間における因果関係を検証するために、どのような科学的な方法論があるのでしょうか？」と、ひと言いうだけで、彼らは言葉に詰まるだろう。しかし私に対しては直接言われないので、反論の機会もない。このような人は薬が認可される方法論が疫学であることを忘れているのかもしれない。その一方で、このような人も薬が効くと思って服用しているはずなのである。その薬の服用と症状の快復の因果関係に関する知識をいったいどこから持ってきているのか。それをもたらすのが疫学なのである。人間レベルでの因果関係究明の方法論が疫学だからだ。知識や判断の由来は、科学研究者だけでなく、市民なら誰でも一度は問い直す必要がある。疫学の価値が分からない医学研究者もいるが、それは医学論争をしたことがない人である。

最近メディアでも身近でも、「科学的（サイエンティフィック）には」という言葉をよく耳にするようになった。ところがその議論においては仮説のレベルとか人間や社会への応用というような、科学の基本や目的に絡む根本的視点がやや欠けているように思える。読者の皆さんも、身近なところで科学と言及されるのを聞いた時には、相手が研究者であろうとなかろうと、嫌われない程度に「科学って何ですか？」と更なる説明を求めてみてはいかがだろうか。そんな積み重ねが、お互いの科学的思考を洗練させ、間違った固定観念に気づき、新しい発想や視点を生み出すのではないかと、私は考えている。

本書は、科学に関して何の基礎もなく医学研究らしきものに入った若い頃の自分への自戒の書でもある。幸いにも私は、その後、科学について考えるたくさんの機会と知り合いを得た。これは、私の医学生時代に「津田君、医学は科学じゃないんだよ」とつぶやいた先輩の一言が心に残っていたせいでもある（『いま、この研究がおもしろい　ｐａｒｔ２』岩波書店）。しかし、科学とは何かを一度も真剣に考えることなく、指導的な地位についてしまう科学研究者は日本にはたくさんいる。学ぶためのシステムが国内にないからだ。これはまずいし、日本の科学の進歩を妨げる。医学部に限らず、早急に根本的に日本の高等教育を見直していただきたいと、結構本気で考えている。

本書を執筆するにあたり、小説家の川端裕人さんには多くのご助言をいただいた。また因果関係論に関しては、山本英二教授（岡山理科大学総合情報学部）と鈴木越治助教（岡山大学大学院疫学・衛生学分野）にご指導いただいた。津田由美子院生（岡山大学大学院社会文化科学研究科）には哲学に関わる記述を指導していただいた。また岡山哲学研究会の先生方にも感謝いたします。九州大学大学院医学研究科・馬場園明教授には科学の問題を考えるきっかけを与え続けてもらった。独立行政法人科学技術振興機構　ＲＩＳＴＥＸ研究開発プロジェクト「不確実な科学的状況での法的意思決定」（代表：中村多美子弁護士）の皆さんには法律と科学に関する刺激を、岡山市の食品保健担当者や岡山理科大学・岡山大学の研究者や全国の自治体職員の方々および厚生労働科学研究「食中毒調査の精度向上のための手法等に関する調査」研究班の方々には研修会やテキストの編纂を通じて疾患のアウトブレイク対策検討の機会を与えていただいた。時信亜希子院生（岡山大学大学院疫学・衛生学分野）と岩波書店の方々にご校閲を賜った。最後に、出版のお世話をいただきました岩波書店の加美山亮さんに感謝いたします。

16 青山英康監修，川上憲人，甲田茂樹編：『今日の疫学　第2版』医学書院．2005.

17 Bitton A, Neuman MD, Barnoya J, Glantz SA: The p53 tumour suppressor gene and the tobacco industry: research, debate, and conflict of interest. *Lancet* 365: 531–540. 2005.

18 畑村洋太郎：『失敗学のすすめ』講談社．2000.

19 藤垣裕子：『専門知と公共性——科学技術社会論の構築へ向けて』東京大学出版会．2003．第5章　科学的合理性と社会的合理性.

20 岡山県衛生部：『岡山県における粉乳砒素中毒症発生記録．1957』の「第一章，事件の概要，第一節，砒素中毒症発見の端緒」として書かれた浜本教授の手記から省略して現代表記に改変.

21 和歌山市：『和歌山市毒物混入事件報告書．平成12年3月，和歌山市』より抜粋.

22 バートランド・ラッセル著，市井三郎訳：『西洋哲学史3』みすず書房．1970(原著は1945年刊).

23 デイヴィッド・ヒューム著，斎藤繁雄，一ノ瀬正樹訳：『人間知性研究』法政大学出版局．2004(原著は1747年刊)．本文中の引用は著者による訳.

24 Suzuki E, Yamamoto E, Tsuda T. On the relations between excess fraction, attributable fraction, and etiologic fraction. *Am J Epidemiol.* 175: 567–575. 2012.

25 鈴木越治ら：医学における因果推論　第一部　研究と実践での議論を明瞭にするための反事実モデル．日本衛生学雑誌．64：786–795. 2009.

26 鈴木越治ら：医学における因果推論　第二部　交絡要因の選択とバイアスの整理および仮説の具体化に役立つ Directed Acyclic Graph. 日本衛生学雑誌．64：796–805. 2009.

27 Rothman KJ: Causes. *American Journal of Epidemiology*. 104: 587–592. 1976.

28 Suzuki E et al.: Identification of operating mediation and mechanism in the sufficient-component cause framework. *Eur J Epidemiol* 26: 347–357. 2011.

参考文献

1　欧州環境庁編，松崎早苗監訳：『レイト・レッスンズ：14の事例から学ぶ予防原則：欧州環境庁環境レポート2001』七つ森書館．2005（原著は2001年刊）．

2　メディカル朝日．1996年7月号．41–51．

3　クロード・ベルナール著，三浦岱栄訳：『実験医学序説』岩波文庫．1938（原著は1865年刊）．

4　Rothman KJ, Greenland S, Lash TL: Chapter 2. Causation and causal inference. *Modern epidemiology* 3rd ed. Lippincott Williams & Wilkins. 2008.

5　IARC: Chapter 4. Defining cause. *Cancer: Causes, occurrence and disease*. IARC Publication No. 100. Lyon. 1990.

6　朝日新聞．1994年12月14日夕刊．

7　N. R. ハンソン著，村上陽一郎訳：『科学的発見のパターン』講談社学術文庫．1986（原著は1958年刊）．

8　市川惇信：『科学が進化する5つの条件』岩波書店．2008．

9　Pearl J: *Causality 2nd edition. Models, reasoning, and inference*. Cambridge University Press. 2009.

10　M. Porta編，日本疫学会訳：『疫学辞典　第5版』日本公衆衛生協会．2010（原著は2008年刊）．

11　Van Regenmortel MHV: Reductionism and complexity in molecular biology. *EMBO Rep*. 5(11): 1016–1020. 2004.

12　Federoff HJ, Gostin LO: Evolving from reductionism to holism. Is there a future for systems medicine? *JAMA* 302: 994–996. 2009.

13　Howick J: *The philosophy of evidence-based medicine*. Wiley-Blackwell. 122–157. 2011.

14　石黒武彦：『科学の社会化シンドローム』岩波書店．2007．

15　Brandon R, Rosenberg A: 7 Philosophy of biology. In *Philosophy of science today*.(Clark P, Hawley K eds.). Oxford University Press. 147–180. 2008.

津田敏秀

1958年生まれ．岡山大学医学部医学科卒業．岡山大学医学部医学研究科修了．岡山大学医学部助手，講師などを経て，現在，岡山大学大学院環境学研究科教授．専攻：疫学，環境医学，因果推論，臨床疫学，食品保健，産業保健．著書：『市民のための疫学入門——医学ニュースから環境裁判まで』(緑風出版)，『医学書院医学大辞典』(医学書院，共著)，『医学者は公害事件で何をしてきたのか』(岩波書店)ほか．

岩波 科学ライブラリー 184
医学と仮説——原因と結果の科学を考える

2011年9月16日　第1刷発行
2014年5月7日　第6刷発行

著　者　津田敏秀《つだとしひで》

発行者　岡本　厚

発行所　株式会社 岩波書店
〒101-8002 東京都千代田区一ツ橋 2-5-5
電話案内 03-5210-4000
http://www.iwanami.co.jp/

印刷・理想社　カバー・半七印刷　製本・中永製本

ISBN 978-4-00-029584-0　Printed in Japan

●岩波科学ライブラリー〈既刊書〉

198 足立則夫
ナメクジの言い分
本体一二〇〇円

都会のナメクジ激減という噂の真偽を確かめるべく、自ら発見マップの作成を決意。また全国に呼びかけて観測情報を募る。歩きはノロいが食欲は旺盛、ビール大好き、記憶力も強い。二億年変わらぬナメクジの生き方に学ぶ。

199 菊水健史、永澤美保
犬のココロをよむ
伴侶動物学からわかること
本体一二〇〇円

あなたの愛犬への接し方は間違っていませんか。人の意図を理解する、驚くべき犬のコミュニケーション能力。その事実は人間の認知研究にも大きな影響を及ぼしつつあります。簡単な観察実験とともに、最先端の成果を紹介します。

200 武藤 徹
面積の発見
本体一二〇〇円

面積のアイデアは労働時間や収穫量を単位とするさまざまな測定法とともに発達した。やがて抽象的な面積概念が見出され、体積、仕事量などの諸量も積分で求めることが可能になった。面積が数学になるまでの過程をたどる。

201 佐藤克文、森阪匡通
サボり上手な動物たち
海の中から新発見!
カラー版 本体一五〇〇円

一生懸命だからこそ、サボるんだ! 予想も常識も覆す、驚きの新発見が続出。南極のペンギンやアザラシから身近な鳥やイルカ、ウミガメまで、謎に包まれた生きものたちの生態と〈本気の姿〉を明らかにする、新しい海洋動物学。

202 松浦健二
シロアリ
〈生きもの〉女王様、その手がありましたか!
カラー版 本体一五〇〇円

ベニヤ板の下のシロアリワールドに魅入られた少年は、長じてその謎に挑む。同性カップルで子づくり? 水中で一週間!? そして体力と知力を尽くしてつきとめた、したたかな女王の「手」とは……。ため息の出るような自然の驚異。

203
トム・ガリー、松下　貢
英語で楽しむ寺田寅彦
二色刷　本体一三〇〇円
時代にはるかに先駆けて、要素還元主義の伝統的手法が通用しない複雑な対象に目を向けた物理学者・寺田寅彦。彼の数多い名随筆から「藤の実」「津浪と人間」など六篇を選び、原文と英訳をあわせて読む。

204
遠田晋次
連鎖する大地震
本体一二〇〇円
大地震は長年蓄積された地殻の歪みが解放される現象。なのに、なぜその後にも大地震が誘発されるのか、東北地方太平洋沖地震を例にやさしく解説。さらに懸念される地域、活断層を指摘し、大地震の切迫性、首都圏の危険度を考える。

205
大杉義征
新薬アクテムラの誕生
国産初の抗体医薬品
本体一三〇〇円
関節リウマチなどの難病の治療薬アクテムラ。世界で初めて承認された国産初の抗体医薬品だ。開発者自らが承認までのプロセスを語る。なぜ抗体なのか。なぜ大学との連携を選んだのか。科学研究を左右する重要な示唆に富む。

206
杉本正信、橋爪　壮
ワクチン新時代
バイオテロ・がん・アルツハイマー
本体一二〇〇円
地上から撲滅された天然痘が生物兵器として復活。対策の切り札は、日本で開発されながら日の目をみなかった、世界初の細胞培養によるワクチンだ。がん・アルツハイマーの治療にも期待が大きいワクチンの最前線を紹介。

207
影浦　峡
信頼の条件
原発事故をめぐることば
本体一二〇〇円
福島原発事故後、事実としても科学としても誤った発言が跋扈した。専門家のことばから論理の構造を抽出し、どこに問題があるのかを明確にする。信頼の条件とは、内容の確かさだけではなく、知識の扱い方の問題である。

定価は表示価格に消費税が加算されます。二〇一四年四月現在

●岩波科学ライブラリー〈既刊書〉

208 井ノ口馨
記憶をコントロールする
分子脳科学の挑戦
本体一二〇〇円

ＤＮＡに連なる分子の言葉で語れるようになった記憶の機能。記憶を消したり想起させたり自由に操作できる日も夢ではない。そもそも記憶は脳のどこにどのように蓄えられるか、なぜ記憶に短期と長期があるのかなど語る。

209 金井良太
脳に刻まれたモラルの起源
人はなぜ善を求めるのか
本体一二〇〇円

モラルは人類が進化的に獲得したものだ。最新の脳科学や進化心理学の研究によれば、生存に必須な主観的で情動的な認知能力に由来するという。それが示唆する脳自身が幸せを感じる社会とはどんな社会なのか。どう実現されるのか。

210 笠井献一
科学者の卵たちに贈る言葉
江上不二夫が伝えたかったこと
本体一二〇〇円

戦後日本の生命科学を牽引した江上不二夫は、独創的なアイデアで周囲を驚嘆させただけでなく、弟子を鼓舞する名人でもあった。生命に対する謙虚さに発したその言葉は、大発見を成し遂げた古今の科学者の姿勢にも通じる。

211 市川伸一
勉強法の科学
心理学から学習を探る
本体一二〇〇円

どうしたら上手く覚えられるか？ やる気を出すにはどうする？――だれもが望む効率のよい「勉強のしかた」を教育心理学者が手ほどき。コツがつかめて勉強が楽しくなる。『心理学から学習をみなおす』待望の改訂版。

212 鈴木康弘
原発と活断層
「想定外」は許されない
本体一二〇〇円

原発周辺の活断層はなぜ見過ごされてきたのか。今後はどうやって活断層の危機性を評価すべきか。原発建設における審査体制の不備を厳しく指摘してきた著者が、原子力規制委員会での議論を紹介し、問題点を検証する。

213 三上　修
スズメ つかれ・はなれず・二千年
〈生きもの〉
カラー版　本体一五〇〇円

「ザ・普通の鳥」スズメ。しかしその生態には謎がいっぱい。人がいないと生きていけない？数百キロも移動？あれでけっこう意地悪⁉減りゆく小さな隣人を愛おしみながら、その意外な素顔を綴る。とりのなん子氏のイラストつき！

214 平田　聡
仲間とかかわる心の進化
チンパンジーの社会的知性
本体一二〇〇円

仲間と協力する。仲間をあざむく。心の病を患う可能性すらあるチンパンジー。その社会的知性は進化の産物であり、本能に支えられてはいるけれども、年長者や他の子どもとのつきあいの中で経験と学習をしなければ育たない。

215 田中敏明
転倒を防ぐバランストレーニングの科学
本体一二〇〇円

元気な明日のために、ヒトの体のことを知って効果的にトレーニング！　高齢者の転倒予防には、筋力や柔軟性に加えてバランス能力も重要だ。運動学理論に基づいた、独自の方法をわかりやすいイラストでレクチャーする。

216 牧野淳一郎
原発事故と科学的方法
本体一二〇〇円

原発事故の巨大さは嘘をまねく。放射性物質や原発事故のリスクが一人一人の生活に上乗せされる時代に、信じるのではなく、嘘を見抜いて自ら考えていくための方法とは。原発再稼働と健康被害推定をめぐる実践的な思考の書。

217 岡田　匡
糖尿病とウジ虫治療
マゴットセラピーとは何か
本体一二〇〇円

糖尿病などで足の潰瘍・壊疽をひき起こし、下肢切断を余儀なくされる人が少なくない。ところが切断せず画期的に潰瘍を治癒する方法がある。なんとハエのウジ虫を使う。それはどんな治療なのか。驚きの治療のしくみを解説。

定価は表示価格に消費税が加算されます。二〇一四年四月現在

●岩波科学ライブラリー〈既刊書〉

218 塚﨑朝子
iPS細胞はいつ患者に届くのか
再生医療のフロンティア
本体一二〇〇円

「iPS細胞を治療へ」との期待は膨らむばかり。しかし今、その夢の実現にはどこまで迫れているのか。iPS細胞の臨床研究で世界をリードする網膜や神経をはじめ、心臓や脳そして毛髪まで、再生医療研究の最前線をリポート。

219 足立恒雄
数の発明
本体一二〇〇円

パスカルが「0から4を引けば0」と述べた頃、インドでは負数に負数を掛けると正数となるのは羊飼いでも知っていた。数の捉え方は様々で、数学の定義も単一でない。数概念の発展から数学とは何かという問いへの答えに迫る。

220 松下　貢 編
キリンの斑《まだら》論争と寺田寅彦
本体一二〇〇円

キリンの斑模様は何かの割れ目と考えられるのではないか。そんな物理学者の論説に、危険な発想と生物学者が反論したことから始まった有名な論争の今日的な意味を問う。論争を主導した寺田の科学者としての先駆性が浮かぶ。

221 齋藤亜矢
ヒトはなぜ絵を描くのか
芸術認知科学への招待
本体一三〇〇円

円と円の組合せで顔を描くヒトの子どもvsそれができないチンパンジー。DNAの違いわずか1・2％の両者の比較から面白い発見が！　ヒトとは何か？　想像と創造をキーワードに芸術と科学から迫る。［資料図満載、カラー口絵1丁］

222 瀬山士郎
数学　想像力の科学
本体一二〇〇円

1、2、3、…という数が実在するわけではない。ある具象物に対して、数というラベルを付けることで、全体の量や相互の関係を類推し、未知なるものの形や性質を議論できる。そうして数学のリアリティが生まれてくる。

定価は表示価格に消費税が加算されます。二〇一四年四月現在